面向人民健康
提升健康素养

相约健康百科丛书

面向人民健康
提升健康素养

相约健康百科丛书

康养康复系列

儿童常见疾病康复怎么办

主编 杜青 许建文

人民卫生出版社
·北京·

本书编委会

主　　编　　杜　青　许建文

副 主 编　　朱登纳　徐　韬　姜　峰

编　　者　　（按姓氏笔画排序）

万　勤　　华东师范大学康复科学系

马彩云　　郑州大学附属儿童医院

毛　琳　　上海交通大学医学院附属新华医院

吕智海　　深圳市龙岗区妇幼保健院

朱登纳　　郑州大学第三附属医院

刘丽伟　　贵阳市妇幼保健院

许建文　　广西医科大学第一附属医院

杜　青　　上海健康医学院附属崇明医院

杜观环　　上海交通大学医学院附属第九人民医院

李　力　　杭州师范大学附属医院（临床医学院）

李同欢　　遵义医科大学附属医院

吴绪波　　上海中医药大学康复医学院

苑爱云　　青岛大学附属妇女儿童医院

金红芳　　青海省妇女儿童医院

胡继红　　湖南省儿童医院

施冬卫　　钦州市妇幼保健院

姜　峰　　上海健康医学院附属崇明医院

贺　晨　　上海理工大学智能康复工程研究院

徐　韬　　国家卫生健康委妇幼健康中心

高　晶　　淮安市妇幼保健院

黄　艳　　山东大学附属儿童医院

黄　琳　　广西壮族自治区江滨医院

詹丽霞　　北海市第二人民医院

廖立红　　柳州市潭中人民医院

学术秘书　　梁菊萍　　上海交通大学医学院附属新华医院

5

陈竺院士
说健康

总 序

　　人民健康是现代化最重要的指标之一，也是人民幸福生活的基础。党的二十大报告明确到 2035 年建成健康中国。社会各界，尤其是全国医疗卫生工作者，要坚持以人民为中心的发展思想，把保障人民健康放在优先发展的战略位置，加快推进健康中国建设，全方位全周期保障人民健康，为实现"两个一百年"奋斗目标、实现中华民族伟大复兴的中国梦打下坚实的健康基础，为共建人类卫生健康共同体作出应有的贡献。

　　为助力健康中国建设，提升人民健康素养，人民卫生出版社（以下简称"人卫社"）联合相关学（协）会、平台、媒体共同策划，整合各方优势、创新传播途径，打造高质量的纸数融合立体化传播健康知识普及出版物《相约健康百科丛书》（以下简称"丛书"）。丛书通过图书、新媒体、互联网平台等全媒体，努力为人民群众提供全生命周期的健康知识服务。在深入了解丛书的策划方案、组织管理和工作安排后，我欣然接受了邀请，担任丛书专家指导委员会主任委员，主要基于以下考虑。

　　建设健康中国，人人享有健康。党的十八大以来，以习近平同志为核心的党中央一直高度重视、持续推动健康中国建设。2016 年党中央、国务院印发的《"健康中国 2030"规划纲要》指出，推进健康中国建设，是全面建成小康社会、基本实现社会主义现代化的重要基础，是全面提升中华民族健康素质、实现人民健康与经济社会协调发展的国家战略。健康中国的主题是"共建共享、全民健康"，共建共享是基本路径，

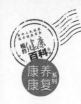

全民健康是根本目的。人人参与、人人尽力、人人享有，实现全民健康，需要全社会共同努力。党的二十大对新时代新征程上推进健康中国建设作出新的战略部署，赋予了新的任务使命，提出"把保障人民健康放在优先发展的战略位置，完善人民健康促进政策"。丛书建设抓住了健康中国建设的核心要义。

提升健康素养，需要终身学习。健康素养是人的一种能力：它能够帮助个人获取和理解基本的健康信息和服务，并能运用其作出正确的判断和决定，以维持并促进自己的健康。2008 年 1 月，卫生部发布《中国公民健康素养——基本知识与技能（试行）》，首次以政府文件的形式界定了居民健康素养，我很高兴签发了这份文件。此后，我持续关注该工作的进展和成效。经过多年的不懈努力，我国健康素养促进工作蓬勃发展，居民健康素养水平从 2009 年的 6.48% 上升至 2021 年的 25.4%，人民健康状况和基本医疗卫生服务的公平性、可及性持续改善，主要健康指标居于中高收入国家前列，为以中国式现代化全面推进中华民族伟大复兴奠定了坚实的健康基础。健康素养需要持续地学习和养成，丛书正是致力于此。

健康第一责任人，是我们自己。2019 年 12 月，十三届全国人大常委会第十五次会议通过了《中华人民共和国基本医疗卫生与健康促进法》，该法第六十九条提出"公民是自己健康的第一责任人，树立和践行对自己健康负责的健康管理理念，主动学习健康知识，提高健康素养，加强健康管理。倡导家庭成员相互关爱，形成符合自身和家庭特点的健康生活方式。"从国家法律到健康中国战略，都强调每个人是自己健康的第一责任人。只有人人都具备了良好的健康素养，成为自己健康的第一责任人，健康中国才有了最坚实的基础。丛书始终秉持了这一理念，能够切实帮助读者承担起自己的健康责任。

接受丛书编著邀请后，我多次听取了丛书工作委员会和人卫社的汇报，提出了一些建议，并录制了"院士说健康"视频。我很高兴能以此项工作为依托，为人民健康多做些有意义的工作。丛书工作委员会和人卫社的同仁们一致认为，这件事做好了，对提高国民特别是青少年健康素养意义重大！

2022年11月，在丛书启动会议上，我提出丛书建设要做到心系于民、科学严谨、质量第一、无私奉献四点希望。2023年9月，丛书"健康一生系列"正式出版！丛书建设者们高度负责、团结协作，严谨、创新、务实地推进丛书建设，让我对丛书即将发挥的作用充满了信心，也对健康科普工作有了更多的思考。

一是健康科普工作需把社会责任放在首位。丛书为做好顶层设计，邀请一批院士担任专家指导委员会的成员。院士们的本职工作非常繁忙，但他们仍以极高的热情投入丛书建设中，指导把关、录制视频，担任健康代言人，身体力行地参与健康科普工作。全国广大医务工作者也要积极行动起来，把社会责任放在首位，践行习近平总书记提出的"科技创新、科学普及是实现创新发展的两翼"之工作要求，把健康科学普及放在与医药科技创新同等重要的位置，防治并重，守护人民健康。

二是健康科普工作应始终心系于民。健康科普需要找准人民群众普遍关心的健康问题，有针对性地开展工作，方能事半功倍。丛书每一个系列都将开展健康问题征集活动，"健康一生系列"收集了两万余个来自大众的健康问题，说明人民群众的健康需求是旺盛的，对专家解答是企盼的。丛书组织专家对这些问题进行了认真的整理、分析和解答，并在正式出版前后组织群众试读活动，以不断改进工作，提升质量，满足人民健康需求，这些都是服务于民的重要体现。丛书更是积极尝试应用新

技术新方法，为科普传播模式创新赋能，强化场景化应用，努力探索克服健康科普"知易行难"这个最大的难题。

三是健康科普工作须坚持高质量原则。高质量发展是中国式现代化的本质要求之一。健康科普工作事关人民健康，须遵从"人民至上、生命至上"的理念，把质量放在最重要的位置，以人民群众喜闻乐见的方式，传递科学的、权威的、通俗易懂的健康知识，要在健康科普工作中塑造尊重科学、学习科学、践行科学之风，让"伪科学""健康谣言""假专家"无处遁形。丛书工作委员会、各编委会坚持了这一原则，将质量要求落实到每一个环节。

四是健康科普工作要注重创新。不同的时代，健康需求发生着变化，健康科普方式也应与时俱进，才能做到精准、有效。丛书建设模式创新也是耳目一新，比如立足不同的应用场景，面向未来健康需求的无限可能，设计了"1+N"的丛书系列开放体系，成熟一个系列就开发一个；充分发挥专业学（协）会和权威专家作用，对每个系列的分册构建进行充分研讨，提出要从健康科普"读者视角"着眼，构建具有中国特色的国民健康知识体系；精心设计各分册内容结构和具有中华民族特色的系列 IP 形象；针对人民接受健康知识的主要渠道从纸媒向互联网转移的特点，设计纸数融合图书与在线健康知识问答库结合，文字、图片、视频、动画等联动的全媒体传播模式，全方位、全媒体、全生命周期服务人民健康等。

五是健康科普工作需要高水平人才队伍。人才是所有事业的第一资源。丛书除自身的出版传播外，着眼于健康中国建设大局，建立编写团队组建、遴选与培养的系列流程，开展了编写过程和团队建设研究，组建来自全国，老、中、青结合的高水平编者团队，且每个分册都通过编写过程的管理努力提升作者的健康科普能力。这项工作非常有意义。希望未来，越来越多的卫生健康工作者能以高度的社会责任感、职业使命感，以无私奉献的精神参与到健康科普工作中，以更多更好的健康科普精品，服务人民健康。

衷心希望，通过驰而不息的建设，丛书能让健康中国、健康素养、健康第一责任人的理念深入人心，并转化为建设健康中国的重要动力，成为国民追求和促进健康的重要支撑。

衷心希望，能以大型健康科普精品丛书为依托，培养一支高水平的健康科普作者队伍，增强文化自信的建设力量，从而更好地为中华民族现代文明贡献健康力量。

衷心希望，读者朋友们积极行动起来，认真汲取《相约健康百科丛书》中的健康知识，把它们运用到自己的生活里，让自己更健康，也为健康中国建设作出每个公民的贡献！

中国红十字会会长
中国科学院院士
丛书专家指导委员会主任委员

2023 年 7 月

相约健康百科丛书

出版说明

健康是幸福生活最重要的指标，健康是 1，其他是后面的 0，没有 1，再多的 0 也没有意义。提升健康素养，是提高全民健康水平最根本、最经济、最有效的措施之一。党的二十大报告要求，加强国家科普能力建设，深化全民阅读活动。习近平总书记指出，科技创新、科学普及是实现创新发展的两翼，要把科学普及放在与科技创新同等重要的位置。在这一重要指示精神的指引下，人民卫生出版社（以下简称"人卫社"）努力探索让科学普及这"一翼"变得与科技创新同样强大，进而助力创新型国家建设。经过深入调研，团结广大医学科学家、健康传播专家、学（协）会、媒体、平台，共同策划出版《相约健康百科丛书》（以下简称"丛书"）。

为了帮助读者更好地了解和使用丛书，特将出版相关情况说明如下。

一、丛书建设目标

丛书努力实现五个建设目标，即：高质量出版健康科普精品，培养优秀的健康科普团队，创新数字赋能传播模式，打造知识共建共享平台，最终提升国民健康素养，服务健康中国行动落实和中华民族现代文明建设。

二、丛书体系构建

1. 丛书各系列分册设计遵从人民至上的理念，突出读者健康需求和

视角。各系列的分册设计经过多轮专家论证、读者健康需求调研，形成从读者需求入手进行分册设计的共识，更好地与读者形成共鸣，让读者愿意读、喜欢读，并能转化为自身健康生活方式和行为。

比如，丛书第一个系列"健康一生系列"，既不按医学学科分类，也不按人体系统分类，更不按病种分类，而是围绕每个人在日常生活中会遇到的健康相关问题和挑战分类。这个系列分别针对健康理念养成，到人生面临的生、老、病问题，再到每天一睁眼要面对的食、动、睡问题，最后到更高层次的养、乐、美问题，共设立 10 个分册，分别是《健康每一天》《健康始于孕育》《守护老年健康》《对疾病说不》《饮食的健康密码》《运动的健康密码》《睡眠的健康密码》《中医养生智慧》《快乐的健康密码》和《美丽的健康密码》。

2. 丛书努力构建从健康知识普及到健康行为指导的全生命周期全媒体的健康知识服务体系。依靠权威学（协）会和专家的反复多次研究论证，从读者的健康需求出发，丛书构建了"1+N"系列开放体系，即以"健康一生系列"为"1"；以不同人群、不同场景的不同健康需求或面临的挑战为"N"，成熟一个系列就开发一个系列。"主动健康系列""应急急救系列""就医问药系列""康养康复系列"，以及其他系列将在"十四五"期间陆续启动和出版。

3. 丛书建设有力贯彻落实"两翼论"精神，推动健康科普高质量创新发展。丛书除自身的出版传播外，还建立编写团队组建、遴选与培养的系列流程，开展了编写过程和团队建设研究，组建来自全国，老、中、青结合的高水平编者团队，并通过编写过程的管理努力提升作者的健康科普能力。丛书建设部分相关内容还努力申报了国家"十四五"主动健康和人口老龄化科技应对重点专项；以"《相约健康百科丛书》策划出版为基础探索全方位、立体化大众科普类图书出版新模式"为题，成功获得人卫研究院创新发展研究项目支持。

三、丛书创新特色

1. 体现科学性、权威性、严谨性。为做好丛书的顶层设计、项目实施和编写出版工作，保障科学性，成立丛书专家指导委员会、工作委员会和各分册编委会。

第十二届、十三届全国人大常委会副委员长，中国红十字会会长陈竺院士担任丛书专家指导委员会主任委员，国家卫生健康委员会副主任李斌、中国计划生育协会常务副会长于学军、中华预防医学会名誉会长王陇德院士、中国健康促进基金会荣誉理事长白书忠等担任副主任委员，三十余位院士应邀担任委员。专家们积极做好丛书顶层设计、指导把关工作，录制"院士说健康"视频，审阅书稿，甚至承担具体编写工作……他们率先垂范，以极高的社会责任感投入健康科普工作，为全国医务工作者参与健康科普工作树立了榜样。

人民卫生出版社、中国健康促进基金会、中国计划生育协会、中华预防医学会、中国科普研究所、全国科学技术名词审定委员会、健康报社、新华网客户端《新华大健康》等机构负责健康科普工作的领导和专家组成了丛书工作委员会，并成立了丛书工作组，形成每周例会、专题会、组建专班等工作机制，确保丛书建设的严谨性和高质量推进。

各系列各分册编委会均由相关学（协）会、医学院校、研究机构等领域具有卓越影响力的专家组成。专家们面对公众健康需求迫切，但优秀科普作品供给不足、科普内容良莠不齐的局面，均以极大的热忱投入丛书建设与编写工作中，召开编写会、审稿会、定稿会等各类会议，对架构反复研究，对内容精益求精，对表达字斟句酌，为丛书的科学性、

权威性和严谨性提供了可靠保证。

2. 彰显时代性、人民性、创新性。习近平总书记在文化传承发展座谈会上发表重要讲话，强调"在新的起点上继续推动文化繁荣、建设文化强国、建设中华民族现代文明，是我们在新时代新的文化使命"。丛书以"同中国具体实际相结合、同中华优秀传统文化相结合"理念为指导，彰显时代性、人民性、创新性。

丛书高度重视调查研究工作，各个系列都会开展面向全社会的问题征集活动，并将征集到的问题融入各个分册。此外，在正式出版前后都专门开展试读工作，以了解读者的真实感受，不断调整、优化工作思路和方法，实现内容"来自人民，根植人民，服务人民"。

在丛书整体设计和 IP 形象设计中，力求用中国元素讲好中国健康科普故事。丛书在全程管理方面始终坚持创新，在书稿撰写阶段，即采用人卫投审稿平台数字化编写方式，从源头实现"纸数融合"。在图书编写过程中，同步建设在线知识问答库。在图书出版后，实现纸媒、电子书、音频、视频同步传播，为不同人群的不同健康需求提供全媒体健康知识服务。

3. 突显全媒性、场景性、互动性。丛书采取纸电同步方式出版，读者可通过数字终端设备，如电脑、手机等进行阅读或"听书"；同时推出配套数字平台服务，读者可通过图书配套数字平台搜索健康知识，平台将通过文字、语音、直播等形式与读者互动。此外，丛书通过对内容的数字化、结构化、标引化，建立与健康场景化语词的映射关系，构建场景化知识图谱，利用人们接触的各类健康数字产品，精准地将健康知识推送至需求者的即时应用现场，努力探索克服健康科普"知易行难"这个最大的难题。

四、丛书的读者对象、内容设计和使用方法

参照《中国公民健康素养 66 条》锁定的目标人群，丛书读者对象定为接受九年义务教育及具备以上文化水平的人群，采用问答形式编写，重点选择大众日常生活中"应知道""想知道""不知道"和"怎么办"的问题。丛书重在解决"怎么办"，突出可操作性，架起大众对"预防为主"和"一般健康问题"从"为什么"到"怎么办"的桥梁，助力从"以治病为中心"向"以健康为中心"转变。

丛书是一套适合普通家庭阅读、查阅和收藏的健康科普书，覆盖日常生活中会遇到的常见健康问题。日常阅读，可以有效提升健康素养；遇到健康问题时查阅对应内容，可以达到答疑解惑、排忧解难的目的。此外，丛书还配有丰富的富媒体资源，扫码观看视频即可接收来自专家针对具体健康问题的进一步讲解。

《庄子·内篇·养生主》提醒我们："吾生也有涯，而知也无涯，以有涯随无涯，殆已！"如何有效地让无穷的医学知识转化为有限的健康素养，远远不止"授人以渔"这么简单，这需要以大型健康科普精品出版物为依托，培养一支高水平的健康科普作者队伍；需要积极推进相关领域教育、科技、人才三位一体发展，大力弘扬科学精神和科学家精神；还需要社会各界积极融健康入万策，并在此基础上努力建设健康科学文化，增强文化自信的建设力量，从而更好地为中华民族现代文明建设贡献健康力量。

衷心感谢丛书建设者们和读者们的大力支持，让我们共同努力，为健康中国建设和中华民族现代文明建设作出力所能及的贡献。

丛书工作委员会

2023 年 7 月

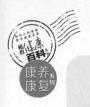

前　言

　　儿童是国家的未来、民族的希望，儿童健康是社会可持续发展的重要保障。由于儿童期的健康将对其一生的发展产生深远影响，积极普及儿童生长发育知识、培养儿童正确的生活和学习习惯、提高儿童早期发展干预和健康康复认识水平、指导各类疾病患儿及特殊需求儿童的居家照护，对于保障儿童健康、促进患儿尽早康复具有重要意义。近年来，我国的儿童青少年事业取得了突飞猛进的发展，祖国的花朵们沐浴在新时代的阳光下幸福成长，但是儿童的脊柱健康、视力健康、身心健康等隐忧也逐渐凸显，先天性发育畸形、功能障碍、神经系统损伤、遗传代谢性疾病等各类常见儿童疾病严重影响其健康，如何帮助这类特殊患儿科学、有效地康复，促进其健康，是家庭、学校、医疗机构乃至全社会十分关注的问题。

　　《相约健康百科丛书——儿童常见疾病康复怎么办》针对儿童成长过程中可能出现的问题，普及基本的应对方案，推广康复训练理念，从儿童发育规律、儿童康复技术、儿童神经系统疾病康复、儿童骨骼肌肉疾病康复、儿童语言与听力障碍康复、儿童康复的营养支持、早产儿及高危儿康复、儿童疾病护理八个方面进行设计与编写，由杜青教授和许建文教授共同担任主编，编委汇集了来自全国各地多家医院专门从事儿童健康与康复的中青年专家，全体编委共同努力，力求使本书成为一本满足儿童健康与康复需求、促进儿童一生健康的优质科普作品。本书在策划与编写过程中始终遵循"一切以儿童健康

陆林院士
说健康

为中心"的原则与要求,坚持"预防为主和主动健康"的理念,为大众提供儿童健康知识与基本康复技能。

《相约健康百科丛书——儿童常见疾病康复怎么办》的正式出版,首先要感谢由陈竺院士担任主任委员的丛书专家指导委员会的精心指导及丛书工作委员会的信任与支持,其次要感谢本书编写团队的辛勤耕耘与创造性工作,最后还要感谢相关机构、单位的鼎力支持与学术秘书的辛苦付出。

我们真诚欢迎大家关注《相约健康百科丛书》,热切希望广大读者能更多地了解儿童健康、关注儿童康复,因为儿童是祖国的未来!

杜 青 许建文
2024 年 4 月

目 录

第一章　儿童发育规律

第二章　**儿童康复技术**

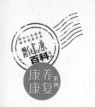

二 康复治疗技术 73

 儿童神经系统疾病康复

一 脑性瘫痪的康复 90

二　孤独症的康复 127

三　其他神经系统相关疾病的康复 144

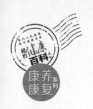

 儿童骨骼肌肉疾病康复

一 儿童脊柱侧弯的康复   162

二 儿童其他骨骼肌肉相关疾病的康复   169

第五章

儿童语言与听力障碍康复

第六章　儿童康复的营养支持

第七章　早产儿及高危儿康复

第八章　儿童疾病护理

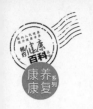

三　口腔护理　　299

第一章

儿童发育规律

一

认识儿童
生长发育

1. 儿童**生长发育**的**规律**是什么

 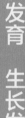
儿童体格生长是指儿童身体各器官、系统的形体长大和形态变化，有相应的测量值，是机体量的改变。发育是指细胞、组织、器官功能的分化与成熟，是机体质的变化。生长和发育二者密不可分，代表机体的动态变化。

儿童生长发育具有如下规律。

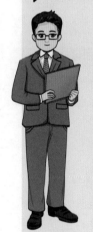

• **生长过程连续且有阶段性**

儿童生长发育是一个连续的过程，但各年龄阶段生长发育并非匀速。例如，身长（身高）和体重在出生后第一年增长迅速，至 1 岁时体重是出生体重的 3 倍，身长是出生身长的 1.5 倍，此为出生后的第一个生长高峰。1 岁以后生长速度逐渐减慢，到了青春期，体重和身高生长又开始加快，出现生长发育的第二个高峰。

• **头尾规律**

生长发育遵循由上到下、由近到远、由粗到细、由低级到高级、由简单到复杂的规律。例如儿童刚出生时的身体比例为头大、身体小、肢体短，随着年龄

增长，渐渐显现头小、躯干粗、四肢长的成人体型；大运动发育则是先能抬头、抬胸，再会坐、立、行。

- **不同器官发育不平衡**

儿童各系统的发育快慢不一，各有先后。神经系统发育较早，脑的发育在出生前 2 年最快，5 岁时脑的大小和重量已接近成人水平；淋巴系统在出生后发育迅速，到青春期达顶峰，然后逐渐退化；生殖系统到青春期才迅速发育；其他如呼吸、循环、消化、泌尿系统及肌肉的发育均与体格生长平行。

- **生长具有个体差异**

儿童生长发育虽遵循一定的规律，但在遗传和环境等因素影响下，存在着相当大的个体差异。例如矮身材父母的孩子与高身材父母的孩子相比，可能两者身长相差很大，但都属于正常生长范围。每个儿童都有自己的生长"轨道"，而不会完全相同。

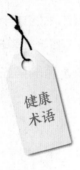

健康术语

生长发育评价：是指对儿童生长发育水平、生长发育速度、生长发育趋势及生长发育各个指标的相互关系进行综合评估。其目的是了解个体或群体儿童生长发育现况和长期趋势，并可用于筛查、诊断儿童生长发育偏离或障碍，提供保健咨询建议等。

（徐 韬 王 硕）

2. 宝宝应该如何
正确添加辅食

宝宝在 6 个月内应该纯母乳喂养，这是最理想的喂养方式。满 6 个月后就应该及时、合理、科学地添加辅食，以更好地满足宝宝生长发育的需要。那宝宝应该如何正确添加辅食呢？

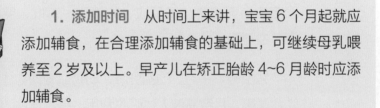

添加辅食非常重要，需要关注辅食添加的时间、食物的质地、食物的量、餐具的选择、喂养方式、喂养环境、喂养行为等。

1. 添加时间 从时间上来讲，宝宝 6 个月起就应添加辅食，在合理添加辅食的基础上，可继续母乳喂养至 2 岁及以上。早产儿在矫正胎龄 4~6 月龄时应添加辅食。

2. 添加种类 首先添加的是富含铁的食物，如肝泥、肉泥、婴儿强化铁米粉等。每次只添加一种新的食物，由少量到多量，从 1~2 勺开始尝试，直至一餐。添加时由一种到多种，每引入一种新的食物，要适应 2~3 天，观察无异常后再添加新的食物，最终达到食物多样化。

3. 食物质地 添加时从泥糊状食物开始，逐渐过渡到颗粒状、半固体或固体食物。

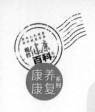

4. 饮食行为 要耐心鼓励和协助宝宝进食，但绝不强迫进食，提倡回应式喂养。要营造良好的就餐环境，保持安静、愉悦，避免吃饭时看手机、看电视、玩玩具等，允许并鼓励宝宝尝试自己进食。

5. 进餐时长 每次进餐时间控制在 20 分钟左右为宜，最长不超过 30 分钟。

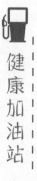

添加辅食的过程中，注意保持适当的饮食平衡，各种营养素合理搭配，包括优质蛋白、碳水化合物、脂肪、维生素和矿物质。家长应该根据宝宝的年龄和活动水平来调整饮食。在添加辅食的过程中需注意观察宝宝有无食物过敏反应，如腹胀、呕吐、哭闹、腹泻、血便等。

猪瘦肉、牛肉、动物肝脏、动物血等动物性食物中铁含量高，且容易被人体吸收利用，是人体铁的最佳来源，因此，宝宝每天的辅食中应有一定量动物性食物。

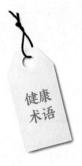

回应式喂养：也称顺应喂养，是指符合婴儿进食特性的喂养方式，就是要及时地对婴儿发出的进食需求迅速做出喂养回应，强调喂养的时长和频次由婴儿进食意愿和需求决定。

（徐 韬 王 燕）

3. 宝宝为什么**爱流口水**

生活中，我们经常会看到一些婴幼儿及学龄前期的孩子动不动就流口水，有时还带有异味，甚至还会诱发湿疹，本来可爱的宝宝却变成了脏兮兮的小花猫。一些家长以为这是生理现象，并未重视，殊不知在流口水的背后可能存在很多生理、病理因素，若不及时干预会影响儿童的语言发育及健康成长，所以需要尽早就诊，查找病因，积极治疗。

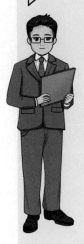

1. 生理性流涎 即流口水，医学上称为"流涎"，常见的是生理性流涎，婴儿 3~4 月龄开始唾液分泌增多，6 月龄后由于添加辅食、乳牙萌生对神经产生机械性刺激，使涎腺分泌唾液增多，而宝宝的口腔较浅，吞咽反射不灵敏，唾液在口腔内不断蓄积而外溢。随着年龄增长，乳牙萌齐，口腔容量变大，吞咽动作成熟，流涎自然停止。家长要注意日常护理，应做到以下几点：①用柔软的毛巾、手帕等及时擦去口水；②及时更换口水巾和衣服，勤换勤晒，加强杀菌；③保持皮肤清洁，如果出现皮肤发红现象，可涂抹滋润霜等。

2. 病理性流涎 如因辅食添加不及时、感染性口炎、经常捏压面颊导致腮腺机械性损伤等导致的流涎，待不良喂养习惯改变或原发病恢复，则流涎可自愈。部分神经系统疾病或先天性疾病也可伴神经性流涎，如脑性瘫痪（简称"脑瘫"）、脑炎后遗症、周围性面瘫、先天性甲状腺功能减退，则需要功能训练，主要包括以下几方面：①舌的训练，如伸缩舌部，舔上、下唇及左、右侧口角等；②口及唇的训练，如微笑、大笑、嘬嘴等；③口腔功能训练，使用手指、海绵棒、牙刷、振动器等物品在患儿口腔内的不同位置进行按摩；④康复训练游戏，如吹口琴、吹蜡烛、吹风车、吹乒乓球、吹羽毛及吸吮棒棒糖等。以上康复训练可以增强口周及面颊肌肉运动功能，从而改善吞咽功能、控制流涎。

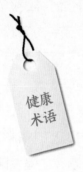

健康术语

神经性流涎： 大多数见于多种原因导致的非进行性脑损伤，多数患儿伴不同程度的吞咽、吮吸、咀嚼等障碍，临床表现为伸舌、流涎、张口等，属于小儿神经损伤常见并发症。

（李　力　彭田芳）

4. 为什么要**多和宝宝说话**

宝宝出生后，养育人要多与宝宝对视，多对宝宝微笑，并多跟宝宝说话交流。这样不仅可以刺激宝宝的语言发育、提高语言表达能力，还可以增强亲子之间的互动和情感联系、建立亲子关系，并可以促进认知发展、培养良好的社交能力。

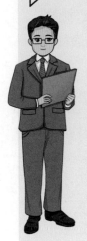

多和宝宝说话可以促进宝宝的语言发育，宝宝在听到父母或其他成人的语言时，会逐渐学会模仿和理解其中的音节、词汇及语法，从而提高自己的语言技能。多说话可以促进与宝宝的情感联系，宝宝听到你的声音时会感到被关爱和安慰，这有助于他们建立信任感，培养良好的情感，并与家长建立深厚的情感联系。多说话可以促进宝宝的认知发展，随着你与宝宝的对话，他们会开始认识到世界的各个方面，例如颜色、形状、周围的人等，这些都是丰富的认知刺激，可以激发他们的好奇心，促进他们的思考和学习。多说话还可以提高宝宝的社交技能，帮助他们学会倾听、回应、拥有回答问题的能力，以及学会与他人共享信息和观点。所以，多和宝宝说话不仅对语言发展有益，也有助于他们的情感、认知和社交发展。家长在与宝宝进行语言交流时，要用简单、清晰的语言，让宝宝容易理解。可以通过唱歌、讲故事、描述周围事物等方式，激发宝宝的语言兴趣和创造力。

语言发育　认知　社交发展

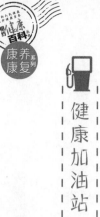

婴幼儿语言能力的发展要经历三个阶段，即语言准备阶段、语言理解阶段、语言表达阶段。0~1岁是语言准备阶段，虽然宝宝还不会说话，但是在为语言的产生做积极的准备，基本上以简单的发音和称呼为主，总是"咿咿呀呀"说个不停，但大人往往听不懂他们在表达什么意思。1~1.5岁是语言理解阶段，对于大人语言的理解能力迅速提高，能很好地理解大人所说的话，但往往还不太会表达，仅限于用简单的词汇来表达自己的意愿。1.5~3岁是语言表达阶段，是语言发展的跃进时期，孩子学着用词语和句子来表达自己的想法和需求，可以与他人进行交流。婴儿对父母的语言刺激最敏感、最愿意接受，所以，父母要多与宝宝沟通交流，这是宝宝建立良好语言能力的前提和基础。

（徐 韬 王 燕）

5. 为什么有些孩子
发生**超重或肥胖**

生活中我们会发现，身边的"小胖墩"越来越多了。调查数据显示，我国儿童青少年超重肥胖流行率自20世纪90年代开始逐年升高。超重和肥胖对儿童和青少年的身心健康构成严重威胁，引起社会广泛担忧。孩子发生超重或肥胖与多种因素有关，需要采取综合的预防措施。

关键词

超重　肥胖　体质量指数

孩子超重或肥胖的发生，受遗传、环境和社会文化等多种因素影响。

● **家族遗传因素**

父母一方或双方肥胖是儿童发生肥胖的危险因素之一，众多科学研究已证实多基因遗传因素在肥胖发生发展过程中的作用。

● **孕期和出生因素**

孕妇营养与儿童健康状况密切相关，母亲妊娠期营养不良或营养过剩与孩子儿童期及其成年后的肥胖发生有一定关联。也有科学研究提示，胎儿生长受限和婴儿早期追赶生长是将来发生向心性肥胖和心血管疾病的危险因素。出生体重过高或过低均会增加未来发生肥胖的风险。

● **不良饮食结构和方式**

婴儿期人工喂养并过早添加固体辅食，以及过度喂养方式易造成孩子肥胖。高能量食物和含糖饮料会使儿童摄入过多能量。糖、盐、脂肪含量较高，口味较重的不健康食物充斥市场，影响儿童的饮食口味和选择食物的喜好。父母的饮食行为也是一个重要的驱动因素，父母的不良饮食行为及生活习惯直接影响儿童的饮食行为和生活习惯。

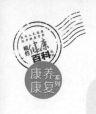

● 活动量少

　　发生肥胖的关键因素是长期能量摄入与消耗的失衡。看屏幕时间及静坐时间增加（看电子产品、电视，上课），体力活动减少（车代步、体育运动少），是孩子发生肥胖的重要危险因素。

　　从儿童早期即开始塑造健康生活方式，对预防肥胖发生起着重要作用。儿童肥胖预防需要家庭、托幼机构、学校、医疗机构及社会的共同关注和参与，通过多种途径和方式，开展健康教育，做好预防工作。儿童家长应了解儿童体格生长规律和健康生活方式，了解肥胖的危害性和防控超重的重要性。

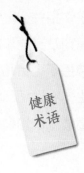

　　体质量指数（body mass index, BMI）：又称体质指数、体重指数，计算公式：BMI = 体重 ÷ 身高^2（体重单位：千克；身高单位：米）。因其在一定程度上可反映人体密度，且测量和计算方式简单，现被普遍用于评价人体营养状况、肥胖或消瘦程度。BMI 指标也有其局限性，例如不易反映人体脂肪的分布情况等，因此要精确评估肥胖，可结合腰围、腰臀比、皮褶厚度等其他指标综合判定，或直接使用仪器测量体脂肪含量。

如何预防儿童发生超重或肥胖

（徐　韬　王　硕）

6. 为什么有些孩子
身高比同龄人矮

　　矮身材是指在相似生活环境下，同种族、同性别和同年龄的个体身高低于正常人群平均身高 2 个标准差者，或低于第 3 百分位数者，也就是说如果 100 个同年龄、同性别的孩子从低到高排队，排在前 3 个的就是矮小儿童。

专家说

　　常见影响儿童身高发育的因素包括以下几方面。

　　遗传：父母遗传因素占 60%~70%。简单地推算遗传身高的公式如下。

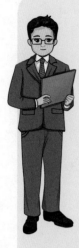

1. 男孩遗传身高（又称靶身高）＝（父亲身高＋母亲身高）/2+6.5厘米

2. 女孩遗传身高（又称靶身高）＝（父亲身高＋母亲身高）/2-6.5厘米

营养：孩子饮食中缺乏营养，尤其是蛋白质、维生素和矿物质等，是导致孩子身高发育迟缓的重要因素之一。

运动：适当的运动可以促进孩子的骨骼发育和身高增长。

心理因素：如果孩子长期处于焦虑、压力等不良情绪状态下，就会影响内分泌系统的正常运转，导致身高发育受阻。

睡眠：晚上和凌晨时分，生长激素的分泌量会显著增加。因此，熬夜或者睡眠质量差会导致生长激素分泌减少，影响身高的增长。

如果孩子有以下四大信号，需要引起高度警惕，及时就医。①孩子身高增长速度为不足 2 岁儿童 <7.0 厘米 / 年，2~4 岁儿童 <5.5 厘米 / 年，4~6 岁儿童 <5.0 厘米 / 年，6 岁至青春期前儿童 <4.0 厘米 / 年，青春期儿童 <6.0 厘米 / 年；②长期坐在班级前三排；③比同龄孩子矮半个头；④生长期 1 年以上不用换衣服、鞋子。家长可参照下表。

7 岁以下女孩的身高标准

单位：厘米

年龄	身高						
	偏矮			正常		偏高	
	P_3	P_{10}	P_{25}	P_{50}	P_{75}	P_{90}	P_{97}
3 个月	56.7	58.0	59.3	60.8	62.2	63.5	64.8
6 个月	62.7	64.1	65.5	67.1	68.7	70.1	71.5
9 个月	66.8	68.3	69.8	71.5	73.1	74.6	76.1
1 岁	70.4	71.9	73.5	75.2	77.0	78.6	80.1
1 岁 6 个月	76.5	78.2	79.9	81.9	83.8	85.5	87.2
2 岁	81.2	83.0	84.9	87.0	89.1	90.9	92.8
2 岁 6 个月	85.7	87.7	89.7	91.9	94.1	96.1	98.1
3 岁	89.7	91.8	93.9	96.2	98.5	100.7	102.7
3 岁 6 个月	93.2	95.4	97.6	100.1	102.5	104.8	106.9
4 岁	96.5	98.8	101.1	103.7	106.3	108.6	110.9
5 岁	103.0	105.5	108.0	110.8	113.6	116.1	118.6
6 岁	109.0	111.7	114.5	117.5	120.6	123.3	126.0
6 岁 9 个月	113.2	116.0	118.9	122.1	125.3	128.2	131.0

注：参照国家卫生健康委员会发布的 WS/T 423—2022《7 岁以下儿童生长标准》。

7 岁以下男孩的身高标准

单位：厘米

年龄	身高						
	偏矮			正常		偏高	
	P_3	P_{10}	P_{25}	P_{50}	P_{75}	P_{90}	P_{97}
3 个月	58	59.4	60.7	62.2	63.7	65.1	66.4
6 个月	64.2	65.7	67.1	68.7	70.3	71.8	73.2
9 个月	68.3	69.8	71.4	73.1	74.7	76.3	77.8
1 岁	71.7	73.3	74.9	76.7	78.5	80.1	81.6
1 岁 6 个月	77.7	79.4	81.2	83.1	85	86.8	88.5
2 岁	82.4	84.2	86.1	88.2	90.3	92.2	94
2 岁 6 个月	87	88.9	91	93.2	95.4	97.4	99.4

年龄	身高						
	偏矮			正常		偏高	
	P_3	P_{10}	P_{25}	P_{50}	P_{75}	P_{90}	P_{97}
3 岁	90.9	93	95.1	97.5	99.9	102	104.1
3 岁 6 个月	94.4	96.6	98.8	101.3	103.8	106.1	108.3
4 岁	97.6	99.9	102.3	104.9	107.5	109.8	112.2
5 岁	104.1	106.6	109.1	112	114.8	117.4	119.9
6 岁	110.3	113	115.7	118.8	121.9	124.6	127.3
6 岁 9 个月	114.5	117.4	120.3	123.5	126.7	129.6	132.5

注：参照国家卫生健康委员会发布的 WS/T 423—2022《7 岁以下儿童生长标准》。

7~18 岁女孩的身高标准

单位：厘米

年龄	身高				
	偏矮		正常	偏高	
	−2SD	−1SD	中位数	+1SD	+2SD
7 岁	112.3	118.2	124.1	130.1	136.0
8 岁	116.8	123.1	129.3	135.6	141.8
9 岁	121.3	128.1	134.9	141.7	148.5
10 岁	126.4	133.8	141.2	148.6	156.0
11 岁	132.1	139.7	147.4	155.0	162.6
12 岁	138.1	145.3	152.4	159.6	166.7
13 岁	143.8	149.9	156.1	162.2	168.4
14 岁	146.2	152.0	157.8	163.6	169.4
15 岁	147.0	152.7	158.5	164.2	169.9
16 岁	147.6	153.3	158.9	164.6	170.3
17 岁	147.8	153.5	159.2	164.9	170.5
18 岁	148.5	154.3	160.0	165.7	171.5

注：参考《7~18 岁儿童青少年身高发育等级评价（2018 年版）》。

年龄	身高				
	偏矮		正常	偏高	
	−2SD	−1SD	中位数	+1SD	+2SD
7 岁	113.5	119.5	125.5	131.5	137.5
8 岁	118.4	124.5	130.7	136.9	143.1
9 岁	122.7	129.3	135.8	142.4	148.9
10 岁	126.8	133.8	140.8	147.8	154.7
11 岁	130.4	138.2	146.0	153.8	161.6
12 岁	134.5	143.3	152.2	161.0	169.9
13 岁	143.0	151.6	160.2	168.8	177.4
14 岁	150.2	157.9	165.6	173.3	181.1
15 岁	155.3	162.1	169.0	175.9	182.8
16 岁	157.7	164.2	170.6	177.0	183.4
17 岁	158.7	165	171.4	177.7	184.0
18 岁	158.8	165.1	171.4	177.7	184.0

注：参考《7~18 岁儿童青少年身高发育等级评价（2018 年版）》。

（詹丽霞）

7. 为什么有的**宝宝**
会发生**贫血**

　　贫血是儿童时期常见的血液系统疾病之一，贫血不仅影响儿童体格生长，还会影响儿童的神经系统发育，典型的临床表现为孩子皮肤黏膜呈苍白色，还可能出现暴躁、疲倦或虚弱等表现。

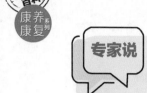

贫血　缺铁性贫血

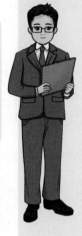

专家说

儿童贫血的原因可能有以下 6 种。

1. 出生时铁储备不足，如早产儿、双胎或多胎儿、低出生体重儿，这些情况可能导致铁元素缺乏，进而引发贫血。

2. 铁元素摄入不足，如不合理的饮食搭配或者偏食、挑食等不当的饮食行为，可能导致儿童无法摄入足够的铁元素，从而引发贫血。

3. 肠道铁吸收障碍，不合理的饮食搭配或胃肠疾病可能影响铁的吸收，进而引发贫血。

4. 儿童生长发育快，铁的需求量增加，如果未及时添加富含铁食物，易发生贫血。

5. 铁丢失增多，如长期少量失血（鼻出血、胃肠道畸形、息肉、寄生虫病等）。

6. 再生障碍性贫血，为儿童常见血液病，是一种由于骨髓造血功能衰竭导致的全血细胞减少性疾病，可能是遗传、化学药物、电离辐射、病毒、免疫异常等因素导致的。

总地来说，儿童贫血可能是由多种因素引起的，需要综合考虑儿童的生活习惯、饮食习惯和健康状况来进行诊断和治疗。由于营养不足引起的贫血，应改善喂养方式、及时添加辅食、加强营养。如果是再生障碍性贫血，轻者需进行免疫联合治疗，严重贫血需要定时输血治疗，重度再生障碍性贫血则需要骨髓移植。其他如消化道溃疡、外伤引起的失血性贫血，则应在治疗贫血的同时治疗原发病。

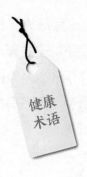

健康术语

贫血：是指外周血中单位容积内的红细胞数或血红蛋白量低于正常，导致身体无法获得足够的氧气和营养物质，从而影响生长发育和身体健康。其中宝宝最常见的是缺铁性贫血，指体内用来合成血红蛋白的贮存铁缺乏，使血红素合成减少而引起的一种小细胞低色素性贫血。

不同年龄段儿童贫血标准

年龄	血红蛋白低限值 $/(g \cdot L^{-1})$
新生儿期	145
1~4 月龄以下	90
4~6 月龄以下	100
6~59 月龄	110
5~11 岁	115
12~14 岁	120
>15 岁（男性）	130
>15 岁（女性）	120

注：参考世界卫生组织（World Health Organization，WHO）的贫血诊断标准及《儿童铁缺乏和缺铁性贫血防治专家共识（2023 版）》。

（詹丽霞 姜 峰）

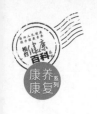

8. 为什么不建议 2 岁以下的宝宝看电子屏幕

随着信息化技术的发展，儿童接触电子产品也已经成为一种常态，而且呈现越来越低龄化的趋势。2 岁以下的宝宝正处于生理和心理发展的关键时期，他们需要大量的感官刺激、肢体活动以及跟周围人的互动来促进大脑的发育和认知能力的提升，过度使用电子屏幕会对宝宝的生理健康、心理健康和早期发展产生消极影响。

专家说

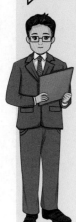

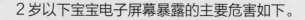

2 岁以下宝宝电子屏幕暴露的主要危害如下。

1. 生理健康　①2 岁以下的宝宝眼睛尚未发育完全，长时间看电子屏幕可能会对眼睛造成损伤，包括近视、散光、弱视、斜视等；②电子屏幕的蓝光可能会干扰宝宝的睡眠，导致睡眠质量下降，影响宝宝的生长发育；③占用了身体活动的时间，可能导致肥胖。

2. 心理健康　①过多、过早看电子屏幕，可能会影响宝宝的注意力，导致注意力不集中、多动等问题；②过多接触电子屏幕可能会导致行为问题，如攻击性行为、依赖性强、影响亲子关系等问题。

3. 早期发展　①语言和认知能力发展受限。宝宝在 2 岁前是语言和认知能力发展的关键时期，过多接触电子屏幕可能会影响宝宝的语言和认知能力发展，导致语言发育迟缓、认知能力低下等问题。②社交能力不足。过多接触电子屏幕可能会让宝宝缺乏与人的互动和社交经验，导致社交能力不足，难以适应社交环境。

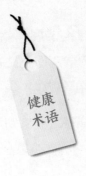

健康术语

电子屏幕： 泛指手机、平板电脑、计算机、电视等电子产品。

屏幕时间： 是指孩子主动和被动观看屏幕的时间。2022 年，国家卫生健康委办公厅印发的《3 岁以下婴幼儿健康养育照护指南（试行）》建议：2 岁以内不建议观看或使用电子屏幕。

（詹丽霞）

9. 为什么宝宝需要
补充维生素 D

维生素 D 是一种脂溶性维生素，主要通过皮肤接受紫外线照射而合成或从膳食中获得。婴儿期生长十分迅速，户外活动少，因此宝宝是维生素 D 缺乏的高风险人群。

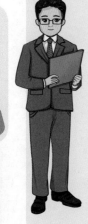

维生素D 骨骼发育

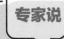

维生素D可以促进骨骼及牙齿的矿化、促进小肠钙吸收，通过肾脏对钙、磷的重吸收等维持血浆钙和磷水平的稳定，此外，还有促进皮肤细胞生长、分化及调节免疫功能的作用。缺乏维生素D的危害主要包括以下几方面。

1. 维生素D缺乏性佝偻病（营养性佝偻病） 佝偻病是儿童缺乏维生素D的常见病。佝偻病患儿往往身材矮小，骨骼变形，甚至智力也会受到影响。

2. 呼吸系统疾病 造成免疫功能降低，抵御病毒和细菌侵犯能力下降，容易造成呼吸道感染。

3. 骨质疏松症及骨折 婴幼儿时期钙和维生素D缺乏会影响骨密度，增加成年后骨质疏松的风险。

4. 湿疹和食物过敏 维生素D有免疫调节及维持皮肤屏障功能作用，维生素D缺乏可导致儿童湿疹。

5. 其他 可导致血钙降低，极易造成神经兴奋，宝宝多会有烦躁、多汗、夜惊等症状。

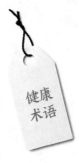

健康术语

维生素D缺乏性佝偻病：常发生于日照不足、喂养不当的婴儿以及出生后生长较快的早产儿。主要表现为手足搐搦等低钙血症相关的神经肌肉症状，以及牙齿萌出延迟、骨骼生长障碍、畸形和易弯曲等。典型的骨骼畸形表现为方颅、鸡胸、漏斗胸、肋骨串珠、手足镯、膝内翻畸形（O形腿）和膝外翻畸形（X形腿）等，多见于6个月以内婴儿。

维生素 D 补充常见问题

问：人体获得维生素 D 的方法有哪些？

答：阳光照射是机体获得维生素 D 的主要方法，此外还可通过膳食摄入或服用维生素 D 进行补充。

问：新生儿出生后什么时间开始补充维生素 D？

答：新生儿出生后数天内应开始补充维生素 D。

问：不同年龄段儿童补充维生素 D 的剂量是多少？

答：足月儿出生后数天可开始补充维生素 D 400U/d；早产儿、低体重儿、双胎儿推荐摄入 800~1000U/d，3 个月后改为 400U/d；婴儿期至青春期维生素 D 推荐摄入量为 400U/d。

问：母乳喂养和配方奶喂养婴儿都需要补充维生素 D 吗？

答：母乳喂养和配方奶喂养宝宝均需要补充维生素 D。

健康云课堂

X 形腿与 O 形腿会自行矫正吗

（詹丽霞　覃　荷）

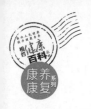

10. 为什么有些宝宝
对牛奶过敏

　　婴儿期最常见的过敏性疾病是食物过敏，由于牛奶蛋白是婴儿期主要的食物蛋白来源，所以婴儿期食物过敏以牛奶蛋白过敏最为常见。牛奶蛋白过敏可涉及全身各个系统，并以消化系统症状和皮肤症状为最主要表现，如呕吐、反流、腹泻、便血、肠绞痛、湿疹、荨麻疹等。

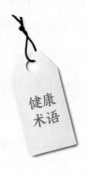

健康术语

　　牛奶蛋白过敏：是由牛奶蛋白引起的异常或过强的免疫反应。这种过敏反应通常在婴儿免疫系统发育不完全和肠道屏障发育不成熟时发生，因为此时过敏原容易通过肠道进入血液，引起过敏反应。

专家说

　　宝宝对牛奶过敏，主要原因为初生婴儿的肠道免疫系统、肠道屏障发育不成熟，过敏原容易通过肠道进入血液，产生过敏反应。另外，父母有过敏史，宝宝过敏的风险也会增大。

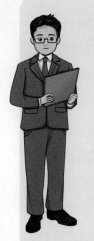

宝宝牛奶蛋白过敏的表现

牛奶蛋白过敏的表现	
消化系统	打嗝、反流 溢奶、呕吐 腹胀、腹泻 便秘 大便带血丝、血便甚至黏液脓血便 肠绞痛 喂养困难
皮肤	湿疹、脂溢性皮炎、荨麻疹 红斑、风团 口唇或眼睑水肿(血管性水肿)
呼吸系统	揉鼻子、抠鼻子,非感染性打喷嚏、流涕 慢性咳嗽及喘息,伴有呼吸困难的急性喉头水肿 或支气管阻塞
心血管系统	严重者导致过敏性休克

该病诊断方法包括详细询问病史、试验性膳食回避、口服食物激发、过敏原检测。所以,当你发现宝宝反复出现过敏现象,建议第一时间带宝宝到正规医院体检,请儿科医师进一步诊断和处理,排除牛奶蛋白过敏。

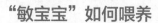

健康加油站

"敏宝宝"如何喂养

1. 母乳是最安全、最适宜的婴儿食品,建议 6 个月内婴儿纯母乳喂养。母乳喂养过程中出现以下情况时,应过渡至氨基酸配方奶粉喂养:①母亲饮食回避后患儿症状持续且严重;②母乳喂养患儿生长迟缓;③母亲饮食回避影响自身健康。

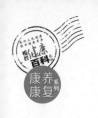

2. 水解蛋白配方或氨基酸配方奶粉替代。配方奶粉根据水解程度分为三种类型：①部分水解奶粉，对50%~66%的牛奶蛋白过敏婴幼儿有效，常用于预防，不用于严重牛奶蛋白过敏的治疗。②深度水解蛋白配方奶粉，对于90%的牛奶蛋白过敏婴幼儿有效，口感略苦。③氨基酸配方奶粉，常用于明确牛奶蛋白过敏、深度水解蛋白配方奶粉治疗无效的宝宝，氨基酸配方奶粉100%不含变应原，对于超过95%的牛奶蛋白过敏婴幼儿有效。确诊牛奶蛋白过敏后，需忌喝牛奶至少6个月或至9~12月龄。

3. 辅食添加时，从低过敏原食物开始，辅食添加要谨慎。如果宝宝已出现过敏症状，应及时到专科就诊。

（詹丽霞　覃　荷）

11. 为什么有些宝宝
容易**便秘**

日常生活中，许多妈妈会因为孩子反复便秘而苦恼，孩子在排便时出现异常哭闹，甚至拒食、呕吐，导致家长恐慌与焦虑。便秘是儿童最常见的排便功能障碍病症之一，可分为功能性便秘和继发性便秘，如果不采取积极措施，部分宝宝的便秘病症会持续至成人期，发展为慢性顽固性便秘，需要长期保守治疗，甚至需外科手术治疗。对于宝宝便秘，家长一定不能忽视。

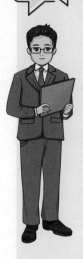

　　功能性便秘由非器质性原因引起，占儿童便秘的90%以上，是儿童胃肠门诊最常见的就医症状之一。继发性便秘或症状性便秘是器质性病因导致的，需针对原发病进行治疗。那么，在什么情况下宝宝容易出现便秘呢？

　　1. 饮食不足　宝宝饮食不足时，肠道中的残渣少，大便减少，有时呈现先干后稀的便秘和腹泻交叉现象。

　　2. 食物成分不当　如果宝宝对牛奶蛋白过敏，水解后产生的过多气体存贮在肠道中，大便呈碱性，干燥而导致便秘。此外，宝宝食物中膳食纤维摄入过低，水分过少，也会发生便秘。

　　3. 肠道功能失常　有的宝宝由于没有养成按时排便的习惯，致使排便反射难以形成而引起便秘，多见于3个月以下的宝宝。

　　4. 疾病　某些疾病会影响宝宝的肠胃功能而导致便秘，如肛裂、肛门狭窄、先天性肠道畸形（先天性巨结肠）等。

　　5. 药物　有些药物会改变肠道菌群平衡或减慢肠蠕动速度而导致便秘，如应用抗生素、钙剂及抗癫痫、抗过敏药等。

　　6. 其他因素　心理行为异常及环境因素影响、运动量不足、活动减少，导致肠蠕动减慢，也易出现便秘。

关键词

便秘　功能性便秘　继发性便秘

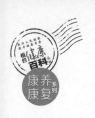

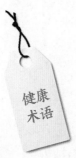

便秘： 是指宝宝的大便次数减少（每周排便≤2次）、大便干燥坚硬、排便困难，排便时间延长。

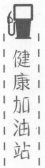

儿童便秘多数为功能性便秘，只有少数为继发性便秘。反复便秘不仅损害患儿身心健康，而且会使患儿及其家庭成员的生活质量降低。对儿童便秘需进行专科检查，明确病因，根据病因进行综合性治疗和疾病管理，包括家长教育、心理行为及饮食调节、排便训练、推拿等，必要时需要采取药物或手术治疗。

（廖立红）

12. 宝宝**挑食、偏食、厌食**怎么办

调查数据显示，我国儿童普遍存在厌食、挑食、饮食习惯不良等问题，不合理的饮食行为也会随着年龄增长而增加。这已经成为困扰父母的一大难题，时间一长，宝宝的生长发育也会出现问题，面对宝宝的挑食、偏食、厌食，父母该怎么办？

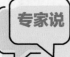

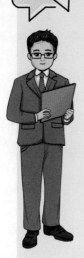

1. 挑食偏食别紧张，喂养方法须得当　在儿童发育的任何阶段，生理、病理因素均可干扰儿童进食。我们除了要关注器质性疾病所致的喂养障碍，还要注意家长喂养行为不当导致的饮食问题。早期进行全面评估及治疗，可减少营养不良、生长发育问题的发生。

2. 宝宝饮食行为异常需要进一步明确原因　当发现宝宝有挑食、偏食、厌食等问题时，医师需要评估宝宝生长发育和营养情况，同时确定是否存在消化道、呼吸道相关疾病及食物过敏等问题，若生长情况低于正常标准，首先应当调整饮食结构，补充营养，其次要了解家长喂养方法、亲子沟通、养育环境，这些因素均会影响宝宝的饮食习惯。

3. 父母要遵循孩子的生长发育规律，科学添加辅食　家长要正确理解"顺应喂养"，例如 6 个月大的孩子喜欢用手抓取食物，这是宝宝练习精细动作的关键时期，只需将宝宝的手擦洗干净，让宝宝随心所欲享受抓食的乐趣，慢慢培养对食物的热爱。等到宝宝 10·11 个月的时候，我们可将勺子的主动权交给宝宝，让他学会吃饭的技巧、能够独自进餐。

4. 不要强迫喂食　让宝宝体会到什么是"饥饿感"，这也是对孩子的信任和尊重。为宝宝创造愉悦的进餐环境，保持良好交流，不要给孩子增加任何压力，相信孩子最终都会好好吃饭的。当孩子因为疾病或体质原因出现饮食问题时，要积极治疗原发病，同时可通过中医辨证施治改善胃肠功能，增进食欲。

关键词

挑食　偏食　厌食

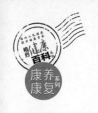

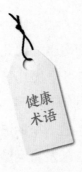

挑食、偏食和厌食：是饮食行为问题分类中最常见的，其中挑食和偏食是对某一种食物表现出厌恶，仅对部分食物表现出兴趣。厌食是对所有食物的兴趣较低，饥饿感不显著，在进食过程中易被外界因素所干扰，在用餐过程中离开饭桌的欲望极强。

（廖立红）

二

认识儿童
运动发育

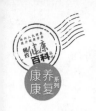

13. 儿童**运动发育**的 **规律**是什么

儿童运动发育是一个循序渐进的过程，家长通过了解儿童的运动发育规律，可以在孩子成长的不同阶段提供相应的帮助，比如多样化的体育活动、科学的运动计划、安全的运动环境等，以更好地引导孩子进行运动，让孩子充分享受运动的快乐，使身心健康成长和全面发展。

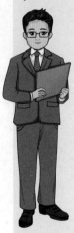

专家说

在儿童的成长过程中，他们的运动发展需求会不断改变，了解这些规律可以帮助我们更好地指导孩子运动和促进他们健康发展。

婴儿期（0~12 个月）：婴儿的运动主要是反射动作，如抓握、翻身、抬头，紧接着出现坐、爬行、站立等。他们需要得到足够的机会来躺着、坐着、爬行和探索周围环境，以促进肌肉的发育和感觉运动的发展。婴儿期儿童运动发育非常迅速，几乎每个月都会有变化，需要家长密切关注。

幼儿期（1~3 岁）：幼儿开始学会行走，并以此为主要的移动方式。他们的运动范围逐渐扩大，可以尝试更多的运动方式，如跑步、跳跃和投掷等。幼儿期运动主要是以玩为主，培养动作协调性和平衡感。

学龄前期（3~6 岁）：儿童的运动能力和协调性都得到了明显提高，可以进行更复杂的运动，如踢球、骑车、跳绳等。注意力和想象力的发展也为他们提供了更多体验和探索运动的机会。

学龄期（6~12 岁）：是儿童运动发育迈向成熟的阶段，他们的身体协调性、力量、灵敏度和耐力都在不断提高。参与集体运动和团队活动可以培养他们的合作精神和团队意识。

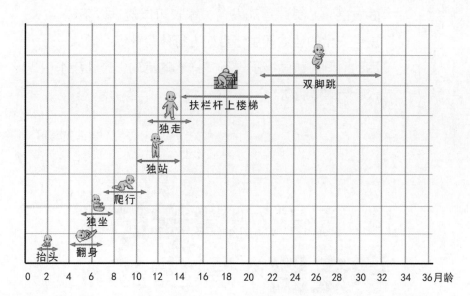

0~3 岁儿童大运动发育图

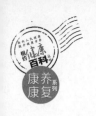

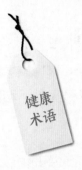

运动发育： 是指儿童随着年龄增长，运动技能和能力逐渐形成和发展的过程。

动作协调性： 是指儿童通过锻炼，逐渐掌握各个肢体的协调运动能力，使身体各部分的活动协调有序。

平衡感： 是指儿童在运动中保持身体平衡的能力，是肌肉力量、感觉信息和神经系统的综合表现。

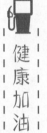

在儿童的生长发育过程中，为了更好地促进其全面发展，尤其是运动发育，家长可以遵循以下建议：提供安全的运动环境、定期进行体育锻炼、增加户外活动时间、鼓励孩子进行多样化的运动、鼓励孩子积极参与集体活动。

（吕智海）

14. 为什么儿童**学站**或 **学走路**不是越早越好

家长们常常认为，孩子走路越早，说明他身体越健康，发育越好。其实孩子能够站立、走路需符合婴幼儿粗大运动发展规律，与其神经系统的发育、全身的协调、腿部力量的发育以及锻炼、营养、教育等因素有关。如果不顾孩子的实际发育情况，过早学站或学走路，可能对孩子发育不利，导致步态异常，严重者会造成下肢骨骼发育畸形。

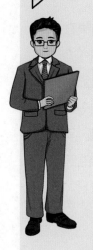

粗大运动指涉及胳膊、腿、足部肌肉或全身的较大幅度的动作，即神经对大肌肉群的控制活动，但宝宝在无意识情况下出现的一些动作或非条件反射引起的动作不能算作宝宝的大运动。大运动发育的顺序：俯卧位抬头、翻身、坐、爬行、抓站、站、步行、跑、跳，基本上所有的孩子都会按照这样的顺序发展粗大运动。

粗大运动技能的掌握时机是一个时间段而不是一个时间点，在一个足够大的人群中，肯定会有一定的个体差异。比如独立站立可以出现在 7~8 月龄，而有的孩子可能出现在 11~12 月龄。独立行走技能的掌握时间跨度大，从 9~10 月龄至 17~18 月龄都是可能的。

过早地干预孩子走路，会使还没有准备好的身体提前接受站立、学步带来的压力，而孩子的脊柱、下肢难以承受全身的重量，很可能会出现下肢发育异常，最常见的如 X 形腿、足外翻。

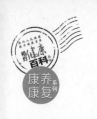

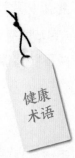

粗大运动发育：是从低肢位到高肢位、身体重心不断升高的发育过程，如卧位、坐位、爬行、站立等，具有明确的发育规律。

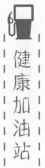

健康加油站

　　不要鼓励孩子过早地学站或学走路。如果孩子较小，但是能够自发抓站，甚至独站，不要过分干预、不要制止，我们鼓励任何一个孩子自发出现的运动发育，但不鼓励使用"外力"干预让孩子过早地学站或学走路。如果孩子出现过早站立，家长也不必过于焦虑，可以请专业的儿童康复医师或儿童保健医师进行评估和指导。

（吕智海）

15. 宝宝**6个月了**
还不会翻身就一定是
发育迟缓吗

　　按照生长发育的一般规律，宝宝一般在3月龄可以侧翻成侧卧，4月龄可以从仰卧位翻至俯卧位，5月龄可以从俯卧位翻至仰卧位，

6~7月龄可以从仰卧位到俯卧位再到仰卧位。在日常生活中，我们会遇到有些孩子到了相应的月龄还不会翻身。宝宝不会翻身，是不是存在运动发育迟缓呢？

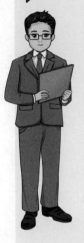

在粗大运动功能发育过程中，6个月宝宝翻身延迟是否属于发育迟缓，需要根据具体情况进行综合判断。个别家庭会出现运动发育延迟家族聚集现象，比如爸爸或妈妈有一方幼时运动发育延迟，则在子代的子女中出现运动发育延迟的现象，这种运动发育延迟属良性，但也建议给予一定的早期干预。如果宝宝6个月还不会翻身，而其他运动发育正常，尤其是肌张力无异常；或者能独坐，可认出熟人和生人，身高、体重正常，可暂不作为发育迟缓对待，可以进行家庭指导训练后随访。

如果6个月宝宝不会翻身，且其他能力欠佳，比如头部无法竖直，无法准确地伸手抓物，无法正常进行互动，需要警惕宝宝可能存在发育迟缓的情况。宝宝的运动能力发育有一定的规律，一般落后平均发育水平2个月以上提示可能存在发育迟缓，特别是在重要的运动功能方面，如竖头、坐、站、走等，临床上也常以发育预警征的表现来初步筛查婴幼儿的发育水平是否存在异常。

关键词

翻身延迟　运动发育指标延迟　发育迟缓

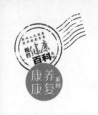

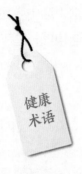

儿童运动发育迟缓：常用来描述运动发育的里程碑延迟，达不到正常发育里程碑所要求的内容。儿童运动发育迟缓常在婴儿期出现，表现为运动发育落后于正常婴儿的平均发育水平。婴儿期出现的运动发育迟缓经过康复训练后往往可以达到正常，但需注意，婴儿早期出现的运动发育迟缓，也可能是孤独症谱系障碍、智力障碍等严重疾病的早期症状。因此，运动发育迟缓经过康复干预能正常步行后，仍建议随访观察至2~2.5岁，以利于促进运动、语言、认知等正常发育。

宝宝翻身发育的早晚与头的控制能力密切相关，对于2个月以上的宝宝，建议家长每日适当让其练习拉坐，双手握住宝宝的肘关节，缓慢将其上身拉起，诱发头颈部的控制动作；可以让宝宝趴在爸爸或妈妈身上，诱发其抬头和转头的动作；可以让宝宝侧卧玩耍，诱发头颈部上抬的动作。每个宝宝的发育情况不同，如果家长担心宝宝存在发育迟缓，应当定期到医院进行健康体检，必要时进行相应的评估，做到早发现、早诊断、早治疗。另外，家长也要了解宝宝能力发育的里程碑，熟悉各项能力对应的大概年龄。

（吕智海）

16. 为什么鼓励儿童
多进行**户外运动**

户外运动是指儿童在户外进行的各种体育运动和休闲娱乐活动，包括跑步、球类运动、骑行、徒步、攀岩等。户外运动对儿童的身心发展非常重要。鼓励儿童多进行户外运动可以帮助他们建立健康的生活习惯，促进其全面发展。

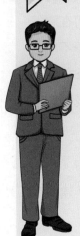

专家说

鼓励儿童多进行户外运动有许多好处

1. 户外与室内相比可以提供更丰富的环境刺激，如自然光、微生物、新鲜空气等。户外环境更加开阔，孩子可以奔跑、跳跃、攀爬等，这些活动可以增强他们的肌肉力量和协调能力，同时也可以消耗多余能量，降低肥胖和心血管疾病的风险。

2. 户外运动会让孩子接触到更多种类的微生物和有益细菌，有助于增强儿童的免疫力。同时户外充足的光线可刺激眼睛分泌多巴胺，这种神经递质可帮助减缓儿童的眼轴增长，从而达到预防近视的目的。太阳光中的紫外线照射皮肤，可以促进合成骨骼生长发育必需的维生素 D，预防维生素 D 缺乏症和佝偻病。

3. 户外运动为孩子提供了与同伴一起分享乐趣、合作解决问题的机会，对于儿童发展社交、减轻压力及焦虑、解决注意力不集中等问题至关重要。

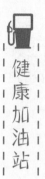

健康加油站

在世界卫生组织（WHO）发布的《5岁以下儿童的身体活动、久坐行为和睡眠指南》中，对不同年龄段儿童的身体活动时间做了建议。

<1岁婴儿

1. 采用多种方式进行身体活动，每日多次，时长不少于30分钟。可与家长进行互动式游戏（可在爬行垫、婴儿床上），全天多次，尽量多互动。对于不能自主行动的婴儿，建议做俯卧位运动（即"肚肚时间"），即当宝宝清醒时，让宝宝的小肚肚贴在床上或爬行垫上俯卧，鼓励宝宝抬头、挺起上半身。

2. 每次受限时间［例如在婴儿车、高脚椅（如餐椅）上或绑在家长背上］不应超过1小时；不建议静坐看屏幕；静坐不动时，建议亲子共读。

1~2岁幼儿

1. 每天任意强度的活动时间至少180分钟，包括中等强度至剧烈运动。每天均衡安排活动时间，尽量多活动。

2. 每次受限时间［例如在婴儿车、高脚椅（如餐椅）上或绑在家长背上］不应超过 1 小时；静坐不动时，建议亲子共读。

3~4 岁儿童

1. 每天任意强度的活动时间至少 180 分钟，包括中等强度至剧烈运动，至少 60 分钟。每天均衡安排活动时间，尽量多活动。

2. 每次受限时间（例如在婴儿车上）不应超过 1 小时，也不可长时间坐着，静坐不动时，建议亲子共读。

（吕智海）

17. 什么样的运动可以锻炼
儿童的**精细动作能力**

精细动作主要是指手的动作，也就是儿童凭借手及手指等部位小肌肉或小肌群的运动，在感知觉、注意力等心理活动的配合下完成特定任务的能力，这种能力的本质，就是手 - 眼 - 脑的协调能力。精细动作能力对儿童适应生存及实现自身发展具有重要意义，既是儿童进行游戏与生命活动的重要基础，也是评价孩子发育状况的重要指标。

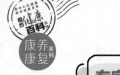

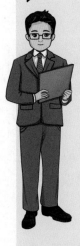

儿童精细动作能力的发育是一个循序渐进的过程，人的手能够完成多种复杂动作，例如抓、握、捏、伸、屈、扭、撕、推、刮、拔、叩、压、挖、弹、鼓掌、夹、穿、抹、拍、摇、绕、旋转等，手及手指需要在视觉及本体觉等感知觉的辅助下，在心理活动的主导下，单一或复合地完成某一动作。

儿童精细动作训练包括以下几方面。

1. 感知觉 捕捉移动小球，玩沙子、黏土等游戏以促进视觉、本体觉、触觉的发育。

2. 手指分离 可以根据孩子的年龄、能力等实际情况，设计抓、握、捏、夹等游戏，如摆积木、串珠子、夹豆子等。

3. 手眼协调 几乎所有动作的实现都需要运用手眼协调能力，幼龄儿童可以选择侧重手指分离的游戏，大龄儿童可以选择球类游戏，如篮球、羽毛球、乒乓球等；或投掷类运动，如投球、扔沙袋等；或空间感知类游戏，如穿环游戏、砌木块等。

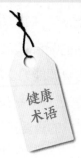

健康术语

手眼协调： 是指在视觉配合下手部产生的协调性，这是一种需要反复练习才能达到的能力，良好的手眼协调能力对于儿童更好地参与日常生活和完成学业任务具有重要意义，在很大程度上能促进大脑发育。

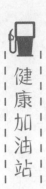

双手运动与大脑发育密切相关，大脑的发育使手的动作得到发展；同时，通过上行运动通路的作用，精细运动能力训练也可以促进相应脑区的发育或功能建立。由于大脑存在可塑性，因此有针对性地进行治疗，积极参与日常生活能力训练，都可以有效地提高精细动作能力。当儿童出现手指笨拙、反应迟缓等动作完成度差的情况时，可以前往专业医疗机构接受规范的评估与治疗。

（吕智海）

18. 什么样的运动可以提高儿童的**柔韧性和力量**

关键词

柔韧性 力量 运动训练

儿童运动至关重要。经常活动身体，可以充分改善儿童和青少年的体质和健康状况。其中柔韧性练习可以预防损伤，并可加快运动后恢复、缓减肌肉紧张，更好地促进身体平衡性和协调性，改善身体不良姿态。

肌肉力量练习能够改善肌肉弹性和韧带柔韧度，增加骨骼张力负荷，提高基础代谢，预防损伤，并有助于骨骼生长发育。

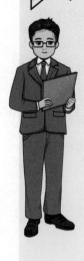

拉伸运动可以提高儿童的柔韧性。拉伸可分为热身动作（动态拉伸）和运动后拉伸（静态拉伸）。动态拉伸也称为动态伸展，通常作为体育运动前的热身运动，目的是提高机体兴奋性，防止运动过程中可能出现的运动损伤。静态拉伸是将肌肉拉伸至极点，静止不动并保持 15~30 秒的持续拉伸方法，有助于将运动完成后处于紧绷状态的肌肉恢复至原本状态，推荐动作有压腿、坐位体前屈、站立体前屈、弹力带环绕等。

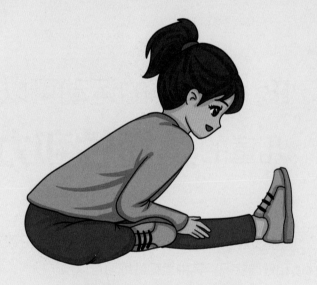

柔韧性运动——压腿（腘绳肌牵伸）

提高肌肉力量的运动多种多样，如仰卧起坐可锻炼核心肌肉力量，俯卧撑、平板支撑、哑铃等可锻炼上肢肌肉力量，下蹲、立定跳远、跳绳等可锻炼下肢肌肉力量。

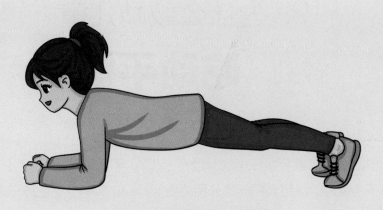

提高肌肉力量运动——平板支撑

　　若要全面提高儿童的柔韧性和力量，建议在专业老师指导下进行，可选择柔道、体操、武术等运动，这些运动项目既能提高柔韧性，又能增强儿童肌肉力量。温馨提醒：运动需要循序渐进、日积月累，切勿盲目锻炼，以免造成不必要的损伤。

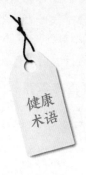

健康术语

柔韧性：是指人体关节活动幅度及关节韧带、肌腱、肌肉、皮肤和其他运动组织的弹性和伸展能力，即关节和关节系统的活动范围。

（李　力　李盼盼）

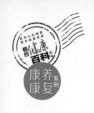

19. 为什么鼓励儿童做到"吃动平衡"

中国居民营养与慢性病状况报告（2020 年）显示，6~17 岁、6 岁以下儿童青少年超重肥胖率分别达到 19% 和 10.4%，肥胖已成为危害儿童青少年健康的常见病。2021 年发布的《儿童肥胖预防与控制指南》中强调"吃动平衡"，积极的身体活动和合理膳食对儿童健康成长非常重要。

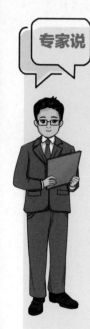

专家说

儿童青少年期是一个行为习惯养成的时期，不仅要培养合理膳食和良好的饮食行为，也应该帮助儿童形成良好的运动习惯，只有做到吃动平衡，孩子才能长期保持健康，预防肥胖。具体来说，要注意以下几点。

1. 主动参与食物选择和制作，提高营养素养。

2. 吃好早餐，科学选择零食，注意膳食多样化，培养健康饮食习惯。

3. 足量饮水，适量喝奶或豆浆，不喝含糖饮料，禁止饮酒。

4. 多进行户外活动，减少看屏幕时间，每天进行 60 分钟以上中高强度身体活动。

5. 定期监测体格发育，保持体重适宜增长。

《中国学龄儿童膳食指南（2022）》中强调了儿童的身体活动，推荐孩子每周要保证 3 次以上中高强度身体活动，如跑步、跳绳、打篮球等能让人感觉到气喘吁吁、浑身出汗的运动，以增强心肺功能和耐力。儿童青少年期也是骨骼快速增长的时期，推荐儿童每周至少进行 3 次抗阻力运动，使骨骼更健康。此外，推荐学龄儿童应每天进行户外运动。户外运动不仅有助于体格发育，也有助于近视防控。

总地来说，学龄儿童保持健康不仅仅要营养均衡，也要保持恰当的身体活动，减少静坐时间，保证每天看屏幕时间小于 2 小时，同时保证充足的睡眠，"吃动平衡"才能真正促进儿童健康成长。

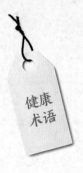
健康术语

儿童超重和肥胖的诊断： 2~5 岁儿童超重与肥胖以身高别体重或年龄别 BMI（体质量指数）标准差法进行判定，具体可参考《7 岁以下儿童生长标准》（WS/T 423）。6~17 岁儿童青少年超重与肥胖以 BMI 进行判定，凡 BMI 大于或等于相应性别、年龄组"超重"界值点且小于"肥胖"界值点者为超重；凡 BMI 大于或等于相应性别、年龄组"肥胖"界值点者为肥胖，具体可参考《学龄儿童青少年超重与肥胖筛查》（WS/T 586）。

（李 力 李盼盼）

三

认识儿童
健康检查

20. 为什么**2岁以下的宝宝**体检时要**测量头围**

定期测量头围是宝宝体检中非常重要的一项。通过测量头围及准确评价，可以及时发现并处理可能影响宝宝大脑发育的问题。同时，家长也可以通过观察宝宝的头围变化，结合其他生长发育指标来了解宝宝的生长发育情况，及时调整喂养和护理方式。

专家说

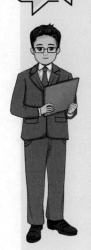

● **正确进行儿童体格生长评估有助于疾病的早期发现**

儿童体格生长评价是一个比较复杂的临床问题。儿童体格生长状况与疾病相关，如遗传代谢、内分泌、营养及炎症、重要脏器的慢性疾病等。体格生长的评估还有助于临床筛查营养性疾病、与遗传或内分泌有关的身材异常、与头围发育相关的神经系统疾病等。其中头围异常提示可能与颅脑疾病和遗传性疾病有关，特别是2岁以下的儿童，要准确进行头围测量及评价。头围的测量通常在2岁前最有价值，因为在这个阶段，大脑的发育速度是非常快的，头围增长也是最快的，通过头围的测量与评价，可以及时了解宝宝的生长发育情况。如果头围过小或过大，提示存在某些健康问题。

● **不能单独根据头围大小判断是否与疾病相关**

头围小：是指头围小于同年龄同性别儿童正常头围均值的 2 个标准差以下，其原因有多种，如宫内感染导致颅内疾病、新生儿缺氧缺血性脑病、染色体异常、基因异常导致的小头畸形等。

头围大：是指头围大于同年龄同性别儿童正常头围均值的 2 个标准差以上，可见于脑积水、脑肿瘤及某些遗传性疾病，如软骨发育不全、黏多糖病等。

需要注意的是，儿童头围、身高与体重发育是相平行的，疾病引起的小头或大头畸形常伴特殊的面容或发育迟缓，可以通过头颅计算机断层成像（computed tomo-graphy，CT）或磁共振检查，结合相关病毒检测、染色体核型分析、基因检测等进行疾病诊断和鉴别诊断。

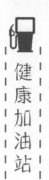

如何给宝宝测量头围？让宝宝立位、坐位或仰卧位，测量者站立于或坐于小儿前面或右面，用左手拇指将软尺零点固定于头部右侧齐眉弓上缘处，软尺从头部右侧经过枕骨粗隆最高处而回至零点，读出数值即为头围。测量时需注意软尺应紧贴皮肤，左右对称，长发者应先将头发在软尺经过处向上、下分开。

1. 新生儿期 如果宝宝为男孩，则参考范围为 32.6~35.4 厘米，平均为 34 厘米；如果宝宝为女孩，则参考范围为 32.4~35 厘米，平均为 33.7 厘米。

2. 1~12个月 宝宝头围 1 岁时约为 46 厘米，男孩参考范围为 44.3~47.1 厘米，平均为 45.7 厘米，女孩参考范围为 43.4~46 厘米，平均为 44.7 厘米。

3. 1~2岁 宝宝头围 2 岁时约为 48 厘米，男孩参考范围为 46.8~49.4 厘米，平均为 48.1 厘米，女孩参考范围为 45.2~48.4 厘米，平均为 47.1 厘米。

4. 2~15岁 从 2 岁至 15 岁，宝宝头围仅增加 6~7 厘米，15 岁时头围约为成人大小，大约是 53 厘米以上，因此 2 岁以内的头围最有参考价值。

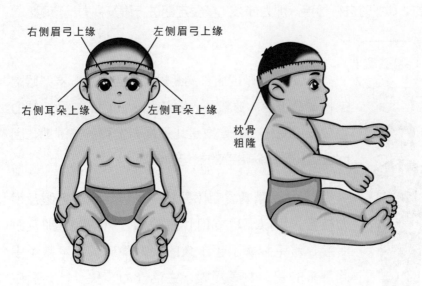

儿童头围测量方法

（廖立红）

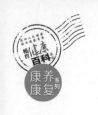

21. 为什么儿童要定期进行**眼及视力检查**

在国家基本公共卫生服务规范中，0~6 岁的儿童可接受至少 13 次眼保健和视力检查服务。其中，新生儿期 2 次，分别在新生儿家庭访视和满月健康管理时进行检查；婴儿期 4 次，分别在 3 月龄、6 月龄、8 月龄、12 月龄时进行检查；1~3 岁幼儿期 4 次，分别在 18 月龄、24 月龄、30 月龄、36 月龄时进行检查；学龄前期 3 次，分别在 4 岁、5 岁、6 岁时进行检查。那为什么儿童要定期进行眼及视力检查呢？

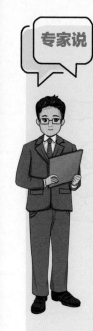

专家说

1. 儿童眼睛的生长周期短 从出生到 3 岁，眼睛生长发育迅速。随着屈光系统和视网膜的发育，视力也会发生变化，0~6 岁是儿童视力发育的关键期，因此也是儿童眼病治疗的最佳窗口期。

2. 儿童眼病具有隐匿性 通过定期进行眼及视力检查，可以尽早发现儿童眼病，抓住敏感期及时治疗，避免眼病引起永久的视力障碍，也可避免由此带来的智力发育受限、生活能力丧失、社会适应能力低下、情感发育障碍等问题，还可以早期发现儿童视力不良及远视储备量不足，及时转诊干预，控制和减少儿童可控性眼病及视力不良的发展，预防近视发生。

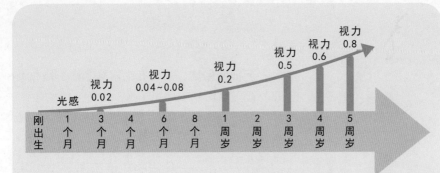

视力 0.8

视力 0.6

视力 0.5

视力 0.2

视力 0.04～0.08

视力 0.02

光感

| 刚出生 | 1个月 | 3个月 | 4个月 | 6个月 | 8个月 | 1周岁 | 2周岁 | 3周岁 | 4周岁 | 5周岁 |

儿童不同年龄段的视力发育

3. 儿童眼及视力检查内容 主要包括儿童眼病筛查及视觉评估、眼保健咨询指导、异常儿童转诊随访等。检查内容根据不同年龄段儿童视觉发育规律、常见眼病及心理发育特点而不同。

（1）新生儿期主要筛查产道感染性眼病、产伤性眼病和先天性遗传性眼病，早产儿主要筛查视网膜病变。

（2）婴幼儿期检查斜视、弱视等相关危险因素并矫治。

（3）学龄前期主要进行视力筛查、屈光不正及斜视的筛查与矫治，预防近视、眼外伤及传染性眼病，培养良好的用眼习惯。

在儿童眼保健咨询指导中，根据不同年龄段的视觉发育规律，进行相应的视觉刺激和训练，以培养视觉敏感性，并指导良好用眼习惯的养成，纠正爱眼护眼误区，促进宝宝正常的视觉发育，减少眼病发生。

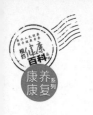

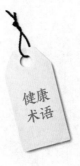

健康
术语

远视储备量：新生儿的眼球较小，眼轴较短，此时双眼处于远视状态，这是生理性远视，称之为"远视储备量"。随着儿童生长发育，眼球逐渐长大，眼轴逐渐变长，远视度数逐渐降低而趋于正视。远视储备量不足指裸眼视力正常，散瞳验光后屈光状态虽未达到近视标准，但远视度数低于相应年龄段生理值范围。远视储备量不足的宝宝发生近视的可能性大。

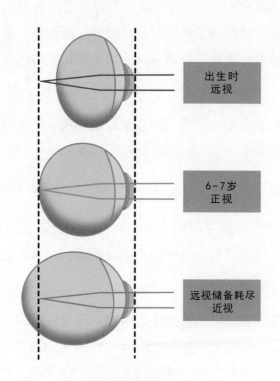

出生时
远视

6~7岁
正视

远视储备耗尽
近视

儿童远视储备的变化阶段

（徐　韬　王　燕）

22. 为什么有些孩子 双侧大腿的 皮纹不对称

关键词

皮纹不对称 发育性髋关节发育不良

宝宝在生长发育过程中，有些家长发现宝宝双下肢并拢时会出现腿部皮肤皱褶不对称的表现，有时甚至还会发现宝宝双下肢不等长，如果出现上述现象，则需要警惕宝宝可能是发育性髋关节发育不良（旧称先天性髋关节脱位）。有些家长错误地认为，发育性髋关节发育不良就是孩子的关节没有发育好，等孩子长大了就会长好，但事实并非如此。异常的股骨头与髋臼发育，会影响孩子运动功能。

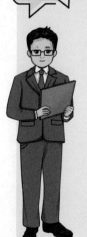

专家说

1. **婴幼儿期表现** 发育性髋关节发育不良是小儿骨科中最常见的先天畸形之一，病因不明，主要病理改变是股骨头和髋臼的构造或者两者的对应关系出现异常。发育性髋关节发育不良在婴儿时期可以表现为皮纹不对称、双腿不等长、髋关节活动范围受限等症状，幼儿时期可表现为走路姿势异常、髋关节疼痛等。

2. **检查方法** 早期的髋关节发育不良用无痛无创的超声检查（6个月以内）和X线片（6个月以上）即可发现并诊断。

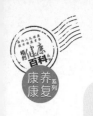

3. 不同年龄的治疗策略 刚出生至6月龄的婴儿，通常采用轻柔的手法即可将脱位的髋关节复位，并结合专业的吊带大多可以帮助髋关节恢复正常。6~18月龄婴幼儿采用闭合复位内固定，辅以康复治疗，术后视情况决定是否使用人字形石膏或支具治疗。对于18月龄以上的儿童，大多数需手术干预及康复训练，术后辅以人类位石膏固定。对于部分年龄较大儿童的髋关节发育不良，即使手术治疗，髋关节也不能恢复到正常，可能造成永久性跛行或髋关节炎，甚至致残。

因此，当家长发现孩子出现以上异常表现时，务必及时到正规医院就诊，避免错过最佳治疗时间。

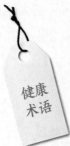

发育性髋关节发育不良：是指在发育过程中由于各种因素导致的股骨近端与髋臼的形态及两者相对位置关系的异常，包括髋臼发育不良、髋关节半脱位、髋关节全脱位及髋关节不稳定等。

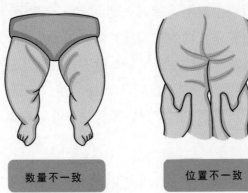

数量不一致　　位置不一致

发育性髋关节发育不良早期表现

（高　晶　周　宇）

56 | 第一章　儿童发育规律

23. 为什么有些宝宝
头颈部会偏向一侧

有些家长会发现刚出生的宝宝头总是喜欢偏向一侧，宝宝在玩耍时头颈部向两侧主动转动的范围不一致，有时甚至在宝宝脖子的一侧摸到肿块。如果宝宝出现了以上现象，很可能患有先天性肌性斜颈。随着时间的延长，斜颈可能会造成两侧面部发育不对称，甚至影响颈椎的活动。此外，由于斜颈造成宝宝双眼不在同一水平位，还会继发斜视等问题，对儿童的身心健康造成不良影响。

专家说

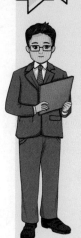

先天性肌性斜颈早期表现为头偏向一侧，而下颌转向另一侧。这样"歪脖子"的现象是由于宝宝颈部一侧的胸锁乳突肌痉挛导致的。部分家长还会在宝宝颈部一侧摸到椭圆形或梭形的包块，这就是胸锁乳突肌内的异常肿块。如果没有得到及时、有效的干预，胸锁乳突肌会逐渐增粗、增厚，最后形成纤维性挛缩的条索。

怀疑患先天性肌性斜颈的宝宝通过临床表现结合超声检查即可早期诊断。早期（1岁以内）以康复治疗及训练为主，通过局部手法按摩、被动牵伸及理疗等方法可促进胸锁乳突肌异常肿块的消散，改善宝宝的颈部活动功能。同时，家长在医师的指导下，日常可以通过调整喂养姿势和利用玩具对宝宝的吸引，来

斜颈　先天性肌性斜颈

配合帮助宝宝纠正"歪脖子"的不良姿势。然而，对于康复治疗效果不佳或年龄较大（1岁以上）错过关键康复治疗时机的儿童，则需要接受手术治疗。

宝宝出生后，家长需要密切关注宝宝各种体位下的颈部姿势，如果出现异常的姿势，需要及时就诊，避免错过最佳治疗时期。

（高 晶 周 宇）

24. 为什么有些孩子会出现**扁平足**

日常生活中，有些家长会发现孩子在走路时常感到疲劳甚至出现脚疼的症状，仔细观察会发现孩子在站立的时候，整个足底都贴在了地面上，经过医师检查发现孩子患有扁平足。部分家长错误地认为扁平足无关紧要，但事实并非如此。除了影响孩子的运动功能，严重的扁平足还会继发步态异常、关节磨损等诸多问题。

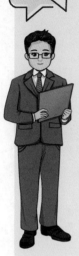

1. 足弓的定义 足弓是由骨骼、关节、肌肉、切带等组织构成的一个凸向上方的"弓"形结构，可以将人体的重力分散，使人体直立时足底呈三脚架形式，保证支撑稳定性。

2. 足弓形成关键期 儿童在 2~6 岁时足弓开始发育并逐渐形成，6~7 岁是足弓形成的关键时期。在这一时期，由于各种先天或后天的因素，导致足弓塌陷或消失，就形成了扁平足。

3. 扁平足的影响 足弓的缺失会给孩子的日常生活带来许多影响，如长时间行走时足部肌肉容易出现疲劳、疼痛、平衡功能欠佳、姿势及步态异常等；长期足底不合理受力还会导致儿童骨骼肌肉发育异常，进一步发展可能会导致其他严重的畸形，如影响脊柱发育，导致脊柱侧弯而出现"高低肩""骨盆倾斜"等表现。

4. 扁平足的预防 在儿童发育的关键时期，穿鞋不当会增加孩子患扁平足的风险，穿鞋时间过早或穿对足弓有过多支撑的鞋会限制足部肌肉的发育，进一步影响足弓的形成。除此之外，肥胖也是扁平足的危险因素。

5. 扁平足的康复治疗 大部分扁平足都不需要手术治疗，只要在足弓发育形成期采取专业、有效的综合康复训练，绝大多数柔韧性扁平足不会发展为有症状的平足症。因此，一旦发现孩子有扁平足相关症状，

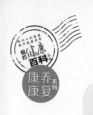

应当在专业医师的指导下进行早期康复训练，促进足弓的形成，避免造成骨骼畸形。

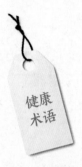

扁平足：是指骨骼、韧带、肌肉生理异常，导致足内侧、外侧纵弓和横弓出现塌陷或消失，常伴后足外翻、前足外展等畸形。若扁平足出现了足部疼痛症状，则称之为平足症。

（高 晶 周 宇）

25. 为什么有些孩子
会出现肩膀一高一低

日常生活中，有些家长总发现孩子的坐姿及站姿有问题，身体习惯性向一侧倾斜，仔细观察还会发现孩子的肩膀出现了一高一低的现象。有些家长未予以重视，认为自行矫正即可，但事实并非如此。"高低肩"可能是脊柱侧弯的症状，若不及时干预，可能造成体态异常，严重者甚至导致神经损伤，影响心肺功能，对孩子身心健康造成不良影响。

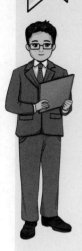

脊柱侧弯是指脊柱出现大于 10° 的"C"形或"S"形非正常弯曲，可伴或不伴锥体旋转的骨骼畸形。没有明确病因的脊柱侧弯称为特发性脊柱侧弯，青春期高发，占脊柱侧弯人群 80% 以上。青春期儿童脊柱发育迅速，如果在这一时期长期保持不良的站姿及坐姿，会导致腰背部肌肉力量不足或脊柱两侧受力不平衡，进而加重和加速脊柱侧弯的进展。因此，对于青少年特发性脊柱侧弯需要早期发现，并予以重视。

家长如何做到早期发现呢？可以通过观察孩子的双肩是否等高、后背是否对称等方法来早期识别，一旦发现可疑的表现，及时就医。医师通过全脊柱 X 线片等检查进行诊断，并结合孩子的生长发育情况对脊柱侧弯的严重程度进行综合评估，给出个体化治疗方案。

青少年的脊柱健康需要全社会的关注与重视，预防脊柱侧弯需要学校、家长与孩子共同努力。一方面学校与家长应帮助孩子建立良好的坐姿与站姿习惯，避免不良姿势对脊柱的影响，定期进行脊柱健康检查；另一方面要让孩子加强体育锻炼，增强脊背部肌肉力量，促进脊柱健康发育。

关键词

脊柱侧弯 青少年特发性脊柱侧弯 高低肩

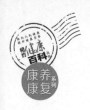

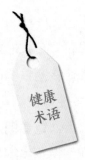

健康术语

青少年特发性脊柱侧弯：是指发生在青少年时期（10~18岁），没有明确病因的脊柱向侧方弯曲，可伴不同程度的脊柱旋转畸形。由于青少年处于快速生长期，青春期脊柱弯曲进展速度快，并且可能伴发心肺功能受损。

（高 晶 崔 燕）

关键词

发育迟缓　智力障碍

26. 如何早期发现孩子

智力障碍

　　每位父母都希望自家的孩子聪明可爱，但是对于宝宝早期存在的一些发育异常，许多家长会错误地认为"孩子还小，长大就好了"，但事实往往并非如此。有些孩子也因为父母错误的观念而错过了最佳干预时期，最终发展成为不同程度的智力障碍，给家庭和社会带来沉重的负担。

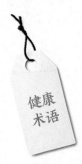

健康术语

智力障碍：是指在发育阶段出现的障碍，包括智力和适应功能缺陷，表现在概念、社交和实用的领域中。智力障碍儿童存在智力和社会适应能力的共同缺陷。

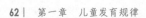

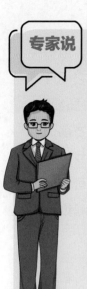

0~3岁是儿童大脑发育的关键时期，也是儿童智力发育最关键的阶段。智力水平与语言能力、社会适应能力、大脑发育密不可分。因此，家长如果想早期发现孩子是否存在智力问题，首先要了解孩子正常发育的简要规律。

1. 大运动方面 "三翻六坐七滚八爬周会走"这句俗语基本概括了1周岁以内宝宝的大运动发育规律，2岁时可以小跑、蹦跳，3岁时可以自己上、下楼梯。

2. 语言方面 孩子在1岁多时开始说有意义的词，比如"爸爸""妈妈"等称呼，能知道自己的名字，做出常见动作，比如"不""给""拿""要"等；1.5~2岁时，孩子开始学会说两三个词的简单句，并且词汇量可达100个甚至更多；4~5岁时，孩子应该具备简单地复述或者叙述能力。

3. 认知方面 孩子在8月龄时，对"灯、门、奶瓶"等家中常见物品有了初步的认知，9~10个月的孩子会玩躲猫猫游戏，2~3岁的孩子会玩"过家家"游戏等。如果家长发现孩子某个方面的发育落后3个月以上，或者与同龄孩子比起来有明显差异，这都是"预警信号"。

此外，还有一些现象也提示孩子存在智力障碍，比如表情及眼神呆滞、对外界的感知差、过于安静等。如果家长发现宝宝存在以上现象，应当引起重视，密切关注宝宝的发育情况，并及时前往医院就诊。

儿童出生时神经元数量基本与成人相同，但轴突和树突形成显著不足，尚未在大脑各功能区之间形成复杂的交织，对神经元起支持作用的神经胶质细胞，在出生后3个月方可达到分裂高峰，直到2岁前仍可形成新的神经胶质细胞。由此可见，出生后我们还有极大的机会"重塑"大脑，如果发现孩子有可疑发育迟缓征象，应当早期就诊，以充分利用生命早期大脑发育的"黄金时间"。

（高 晶 崔 燕）

第二章

儿童康复技术

一

康复评估
技术

1. 儿童康复**常用评估技术**有哪些

到康复科就诊时，医师会建议进行康复评估，家长们往往一头雾水，不明白康复评估是什么，其实，就如肺炎时做 CT 检查一样，康复评估也是一种检查手段，是发现功能障碍、判断功能障碍程度、监测功能障碍康复疗效的重要辅助手段，是康复治疗中最重要的一环。

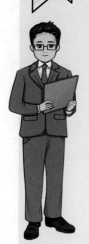

专家说

不同疾病、不同类型的功能障碍儿童需要选择不同的功能评定方向，一般围绕运动功能评定、语言言语功能评定、日常生活活动能力评定、发育评定、心理精神评定、社会功能评定等进行。通过对损伤、活动受限和参与受限三个层次的评定，指导个性化、整体性的康复治疗计划。

根据功能评定方向和标准化评定量表的内容，儿童疾病常用的康复评估如下图所示。

医师通过病史询问和体格检查，结合孩子年龄、生长发育情况和疾病特点、功能障碍特点及评定工具的适用范围，选择合适的评定工具，对患儿功能障碍的性质、范围、程度等进行全面评估，从而指导康复治疗策略和计划的制订。

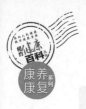

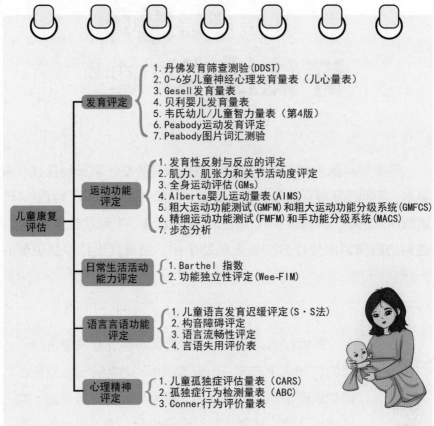

儿童康复评估
- 发育评定
  1. 丹佛发育筛查测验(DDST)
  2. 0~6岁儿童神经心理发育量表（儿心量表）
  3. Gesell发育量表
  4. 贝利婴儿发育量表
  5. 韦氏幼儿/儿童智力量表（第4版）
  6. Peabody运动发育评定
  7. Peabody图片词汇测验
- 运动功能评定
  1. 发育性反射与反应的评定
  2. 肌力、肌张力和关节活动度评定
  3. 全身运动评估(GMs)
  4. Alberta婴儿运动量表(AIMS)
  5. 粗大运动功能测试(GMFM)和粗大运动功能分级系统(GMFCS)
  6. 精细运动功能测试(FMFM)和手功能分级系统(MACS)
  7. 步态分析
- 日常生活活动能力评定
  1. Barthel 指数
  2. 功能独立性评定(Wee-FIM)
- 语言言语功能评定
  1. 儿童语言发育迟缓评定(S·S法)
  2. 构音障碍评定
  3. 语言流畅性评定
  4. 言语失用评价表
- 心理精神评定
  1. 儿童孤独症评估量表（CARS）
  2. 孤独症行为检测量表（ABC）
  3. Conner行为评价量表

儿童疾病常用的康复评估方法

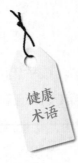
健康术语

评估：用客观的方法有效地、准确地判断患儿功能障碍的种类、性质、部位、范围、严重程度及预后的过程。

（苑爱云　张雷红）

2. 为什么要对儿童
进行**定期评估**

儿童发育是一个连续的过程，但并非等速进行，具有阶段性，在不同年龄阶段有不同的发育监测重点。评估是康复治疗中一个重要的环节，其目的是确定儿童的发展水平和存在的问题，并制订或调整相应的康复目标、治疗方案。很多健康问题在早期可能并不明显，通过专业的、定期的评估可以及时发现存在的问题，从而尽早进行干预和治疗，减轻长期的负面影响，以保障孩子的身体健康和智力发展。

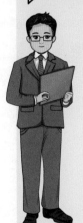

专家说

1. 发育评估的重要性

（1）早发现问题，早干预：生命早期大脑发育尚不成熟，但可塑性最大，代偿能力也最强，所以 3 岁前是儿童神经心理发育极为迅速又极为关键的时期，这个时期的发展对于儿童的一生具有决定性作用。通过定期对儿童进行发育评估，能较全面地反映大脑的功能状态，可以较早地发现发育的偏离，及时进行干预。

（2）提供全面的健康监测：发育评估不仅关注儿童的生理健康，更关注儿童的心理和社会发展，包括提高儿童的认知能力、促进社交技能，以及帮助其建

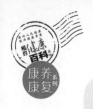

立良好的生活习惯。这些全方位的关注和支持将有助于儿童成为身心健康、有能力、有责任感的人。

（3）个体化的养育指导：发育评估还能帮助我们横向和纵向比较儿童的生长发育变化，让家长更准确地了解儿童的发育情况和家庭养育情况。通过和医师讨论后获得营养指导、行为管理和早期干预等，提升育儿知识和技能，帮助家长更好地理解和支持儿童的身心健康成长。

2. 发育评估针对的人群　主要针对运动发育迟缓、语言发育迟缓、个人 - 社交发育落后、认知落后、社会适应性差、与人交往困难及融入困难儿童。正常发育儿童也应监测认知、语言、大运动、精细运动、个人社交、心理等发育情况。

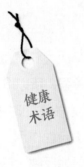

发育评估： 是一种系统的方法，通常由专业医师、心理学家、康复治疗师或教育工作者进行，使用标准化测试工具（如问卷调查、观察记录和心理测验等）了解儿童在特定年龄段内是否达到标准和里程碑，从而及时发现潜在问题与异常，并为儿童提供适当的支持和康复干预。

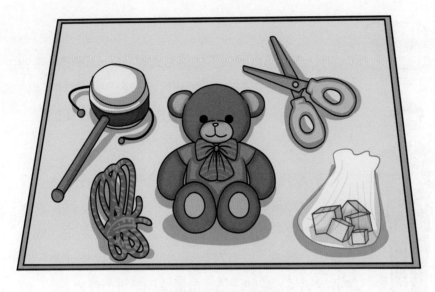

儿童发育评估常用工具

（苑爱云　王淑婷）

3. 儿童康复**评估前**
需要注意什么

　　评估是开展康复干预及治疗的前提，可以准确了解孩子的发育水平，发现孩子运动、认知、语言、社交及存在的功能障碍。但是有些家长认为评估是医师的事情，跟自己毫不相干。事实远非如此。作为家长，在进行评估前需要注意哪些方面，又可以做哪些准备呢？

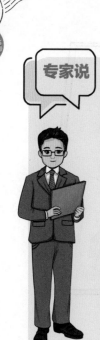

1. 选择具有评估资质的专业机构 在评估前需要看医师，判断孩子的主要问题，选择孩子需要的评估项目，开具评估申请单，然后由具备评估资质的专业人员进行评估。

2. 收集孩子的信息 家长是最了解孩子的人，评估人员很难短时间内了解孩子的全部信息。建议家长提前收集孩子的各类信息，例如孩子的出生史、成长发育史、病史，以及其他评估的结果、报告或者日常生活的视频，帮助评估人员更准确地进行评估。

3. 安抚孩子的情绪 评估需要孩子的良好配合，哭闹等不良情绪会影响评估的结果甚至无法完成评估。评估前家长要提前跟孩子沟通，避免孩子有抵触心理，必要时可以进行奖励。婴幼儿尽量在睡醒、吃饱、喝足后再评估，此时孩子的状态最好。

4. 真实客观的态度 有些评估需要家长的配合或者由家长回答问卷。一些家长为了取得较高的分数，会在评估过程中提醒孩子，甚至回答与事实不符的答案，这是万万不可取的。只有客观地进行评估才能反映出孩子最真实的水平，否则就会影响医师判断，进而影响评估结果，既无法制订合理的康复方案，也不能及时采取康复干预措施。

（苑爱云　王淑婷）

二

康复治疗技术

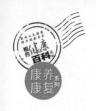

4. 儿童康复**常用**
治疗技术有哪些

关键词

康复　治疗技术

在日常生活中，很多家长片面地认为儿童康复就是小儿推拿。事实上，儿童康复是在康复评估的基础上，通过专业的治疗和训练帮助存在功能障碍的儿童恢复或改善身体功能、运动能力、语言发展等方面的问题。

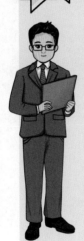

专家说　常用的儿童康复技术有哪些

1. 运动疗法　是指通过某些运动方式，包括主动或者被动运动，使患儿获得全身或局部运动功能恢复的训练方法。运动疗法侧重躯干、四肢的运动及感觉、平衡等功能的训练，可以促进孩子粗大运动功能的发育，同时帮助其纠正异常姿势和动作。

2. 作业治疗　是以有目的的任务游戏、作业活动等为主要治疗手段，用来促进感觉和运动技能的发育，维持和改善患儿上肢及双手的功能，从而提高儿童的生活自理能力及学习能力。

3. 物理因子治疗　是指应用电、光、声、磁、水、温度等物理因素治疗疾病的方法，常见的如中频或低频电刺激类治疗仪器。

4. 语言训练 包括呼吸训练、构音器官运动训练、发音诱导训练、音位训练、语言理解及表达训练、交流训练等。

5. 认知训练 包括日常生活用品认知、图形认知、数字认知、物品分类、图形类比、逻辑推理及记忆力、注意力、观察力训练等。

6. 辅助器具的应用 辅助器具是指可增强、补偿、替代人体功能的辅助性治疗用品，用于提高生活质量和促进康复，如儿童康复中常用的足踝矫形器、矫形鞋垫等。

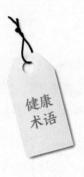
健康术语

康复治疗：是指应用医学、教育、社会、职业及工程等综合措施，消除或减轻病、伤、残对个体身、心、社会功能的影响，促使损伤、疾病、发育缺陷等致残因素造成的身心功能障碍或残疾程度恢复正常或接近正常。

（苑爱云　陈　渔）

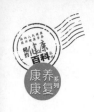

5. 儿童在哪些情况下
需要**物理治疗**

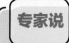

物理治疗　儿童　适应证

在儿童的生长发育过程中，可能会出现发育迟缓、姿势异常、平衡和协调困难、肌肉无力等发育问题。这些问题如不及时解决，可能会对儿童的日常生活、学习和社交活动产生影响，这时就需要物理治疗的介入了。儿童物理治疗是康复治疗的一部分，其目标是通过合理的治疗计划和专业的干预，帮助儿童克服运动功能障碍，提高他们的运动功能和生活能力。

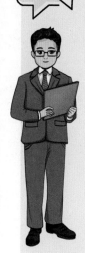

专家说

● 物理治疗适用的儿童康复领域

物理治疗是儿童康复领域中针对诸多疾病、发育障碍及功能障碍者应用最为普遍的治疗方法。从新生儿开始，生长发育阶段各类疾患导致的运动功能障碍都是儿童物理治疗的对象。残疾儿童、大多数发育障碍儿童、各类疾病及功能障碍者，如骨关节、神经肌肉疾病及代谢性疾病患儿等，均是物理治疗需求者。

● 针对不同疾病制订不同物理治疗策略

对于存在脊柱侧弯的儿童，治疗师可以通过特定的体位和运动训练，帮助其纠正脊柱的姿势，增强躯干肌肉的力量和稳定性，并促进脊柱的正常生长发育。对于发育协调障碍者，通过物理康复训练和运动技能培养，帮助儿童改善动作控制、平衡能力和空间感知，提高他们在日常活动中的自理能力和运动表现。对于儿童异常步态模式，如步态不稳定、不协调等，可以通过步态分析和康复训练，针对具体的步态问题提供干预措施，帮助儿童改善步态模式，提高步态的稳定性和行走效率。

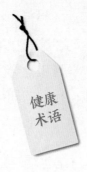
健康术语

物理治疗： 儿童物理治疗是一种专门为儿童提供的康复方法，旨在解决他们在生长发育过程中可能遇到的运动和功能问题。物理治疗通常可以分为两大类：一类是以各种物理因子（如电、声、光、磁、冷、热、水等）治疗为主要手段的疗法，也就是理疗；另一类是以功能训练和手法治疗为主要手段的疗法，即运动疗法。

（苑爱云　陈　渔）

6. 儿童**作业治疗**＝写作业吗

听到"儿童作业治疗"几个字，可能很多家长第一反应是写作业也能治疗吗？其实此作业非彼作业，儿童作业治疗是康复医学中的重要部分。

哪些孩子需要进行作业治疗干预呢？粗大运动/精细运动功能明显落后的儿童，如脑瘫、孤独症谱系障碍、智力发育障碍、注意缺陷多动障碍、学习障碍、发育性协调障碍、脑外伤及脑炎恢复期儿童等，均需要作业治疗的干预。

关键词

儿童作业治疗 精细运动

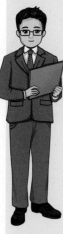

儿童作业治疗是针对儿童生长发育时期的各种障碍进行的康复措施，有效的作业治疗可协助儿童选择、参与、应用有目的活动，建立和发展运动、心理、社会、认知等功能，促进儿童手部精细运动、感知觉的发展，掌握日常生活技能，提高认知、学习和社会生活能力，使其在日常生活、学业、游戏、社交活动中发挥最佳状态，与环境达成良好互动。

1. 日常生活活动训练，包括基本日常生活活动（如进食、穿衣、转移、个人清洁卫生、如厕、洗澡等）和工具性日常生活活动（如小区生活技能、家务劳动等）两类。

2. 功能性作业训练，通过专门训练、游戏、集体文娱活动等，帮助儿童发展感觉运动技巧，提高肌力，加大关节活动范围，改善上肢运动灵活性。

3. 使用辅助科技及环境改造，可带给残障儿童许多方便，代偿儿童所失去的功能，强化儿童的主动参与，提升儿童参与活动的安全性及生活舒适感，适应新的生活方式、方法，借助辅助器具使用合适的居家设备以提高其能力，促进儿童向其所要进步的领域发展。

作业治疗的最终目标是促进儿童达到使用适合社会的方式来执行日常生活活动的能力，并能在社区中跟同龄健康儿童一起参与教育、游戏、休闲、社会活动、运动及工具性的日常生活活动等。

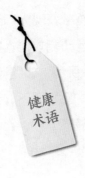

健康术语

儿童作业治疗：是通过应用有目的、经过选择的作业活动，对身体、精神、发育、功能障碍或残疾儿童进行训练，从而提高儿童的姿势控制能力、促进上肢功能及日常生活活动能力发育、保持情绪稳定、提高游戏参与及社会适应能力，最终帮助儿童恢复/获得正常、健康、独立而有意义的生活方式和能力。

（马彩云　林雪花）

7. 口部运动训练
可以解决什么问题

在日常生活中，经常会遇到一些孩子存在说话晚、说话含混不清、流口水、挑食、不喜欢吃难嚼及不好下咽的食物、说话南腔北调、口部肌肉障碍等问题。有些家长会误以为，随着年龄的增长，这些问题会自然消失，但事实并非如此。这些问题的存在会对儿童言语表达能力、营养状况及心理健康产生负面影响，甚至影响儿童正常的社会交往及个人发展。

口部运动 发音说话及进食

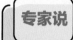

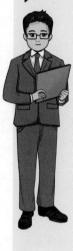

协调的口部运动是进食、吞咽及言语能力的基础。上述问题的出现均与儿童口部运动及感知功能发育异常、口腔器官运动控制不灵活有关，通常表现为口腔肌肉活动性弱、灵活性弱、口部精细运动能力弱、持续控制能力弱等。临床中常并发于以下疾病，如脑瘫、孤独症、唐氏综合征、全面发展迟缓、智力低下、语言发育迟缓、发音障碍、流畅障碍（俗称口吃）、吞咽障碍、口部肌肉障碍等。

口部运动困难儿童存在日常生活行为方面的预警信号，予以关注有助于早期发现。

1. 1岁时还经常出现呕吐反射，吞下半固体食物（如白粥）时口唇不会闭合，咀嚼期口唇和脸颊活动少。

2. 1岁半时不会闭唇咀嚼；用杯子饮水时，水易从口角溢出。

3. 2岁还经常流涎，不会用吸管喝水，不能充分咬食肉类或坚硬的面包等。

口部运动训练是一种口部肌肉治疗方法，是利用触觉和本体感觉刺激技术，遵循运动技能发育原理，促进口部（下颌、唇、舌）的感知觉正常化、抑制口部异常运动模式、建立正常口部运动模式的治疗过程。口部运动训练是针对口腔肌肉运动困难及感觉异常等问题进行干预的有效方法，训练方式包括言语治疗师进行的个别化教学计划及居家训练。治疗师运用口部运动训练工具对儿童的下颌骨、唇部及舌体运动控制能力、相关运动肌肉力量、口面部感知觉进行训练，可有效改善儿童的发音说话及进食。居家训练需要在治疗师指导下进行。

（马彩云）

8. **中医康复疗法**有哪些

中医传统康复治疗方法是以中医基础理论为核心，以整体观念和辨证论治为康复特点，采用中医传统疗法对患者进行康复治疗的方法。其经过数千年的实践和总结，具有完整的理论和治疗体系。中医学在儿童康复治疗中发挥着重要作用。

专家说

康复治疗中的中医疗法，分为药物治疗和非药物治疗两大类。

1. 药物治疗 包括中药内服、中药熏洗、中药贴敷等。中医辨证施治，是根据机体阴阳虚实等，以药

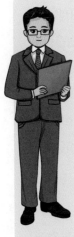

为使，通过调整人体气血功能，达到阴阳平衡。中药熏洗可改善血液循环，皮肤具有吸收、渗透、排泄的特性，通过中药煎煮产生的蒸汽熏蒸患儿肌肤表面，利用洗浴时的温热和药物双重效应，从而达到疏经通络、活血柔筋的作用。

2. 非药物治疗　包括针灸（头针、体针、电针、腕踝针、俞募穴速刺、揿针等针刺疗法及艾灸）、推拿、传统运动疗法（太极拳、八段锦等）和情志疗法等。针刺通过刺激局部穴位和经络，可改善局部的血液供应，促进细胞的代谢，加速细胞的修复、发育，经大量、多次刺激神经系统，促通神经传导通路。灸法能够温通经络，调整气血，扶正祛邪，调整人体生理功能的平衡。推拿是以力的作用为基础，通过按、揉、推、拿、捏、拍等手法，刺激体表的特定部位或穴位，力量渗透于肌肉深处，改善骨与关节的活动性、稳定性，有效地调节运动系统中肌肉、关节的功能，达到经络通利、气血流通、阴阳调和的目的。

注意事项：用药、选穴、手法等都需要针对个体差异和疾病特征做出辨证，选用所需要的疗法，不可一概而论，不是越多越好，更不可盲目自治。

（马彩云　蔡倩倩）

9. 特殊儿童的**康复辅具**包括哪些

在日常生活中，我们会遇到一些在智力、感官、情绪、肢体、行为或语言等方面表现跟正常同龄人有显著差异的儿童，比如肢体残疾儿童、孤独症儿童、智力障碍儿童等。康复辅具可以帮助这些儿童提高自主生活能力和独立性，促进他们认知和学习能力的发展。

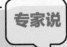

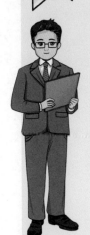

特殊儿童常用的康复辅具有运动功能类、视听功能类、语言沟通类和日常生活功能类等。

1. 对于运动功能障碍儿童，移动类辅具可以帮助他们站立、行走和进行户内外活动。常见的步行辅具有手杖、肘拐、腋拐、助行器等。对于行走或移动困难的儿童，可以考虑适配轮椅来支撑身体和帮助移动。另外，下肢矫形器和脊柱矫形器也是辅助行走的重要工具。

2. 对于有视听障碍的儿童，助视器能够改善儿童的视觉能力，常见的有光学助视器、非光学助视器和电子助视器；助听器可以提高儿童与他人沟通交流的能力，常见的有盒式、耳背式、耳内式、耳道式及深耳道式助听器等。

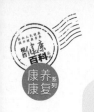

3. 对于有语言沟通障碍的儿童，语言增强与交流替代系统能够利用文字、图像和声音等手段来增强或替代儿童的口头语言，让特殊儿童更好地表达自己的意愿、需求和想法，从而增强他们的沟通能力。

4. 对于缺乏自理能力的儿童，日常生活功能辅具能够帮助他们完成日常活动，提高儿童生活的独立性，比如长柄汤匙可以帮助抓握能力差的儿童实现抓握，碗盘吸垫可以防止碗盘在桌上滑动，从而帮助使用匙叉不灵活的儿童自主进食。

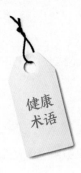

康复辅具：是指能提高功能障碍者的活动参与性，对功能障碍者的身体功能和活动起保护、支撑、训练、测量或者代替作用，或者能防止功能障碍者损伤、活动受限或减少参与限制等的任何产品，包括器械、仪器、设备和软件等。

（贺　晨）

10. 为什么要重视**特殊儿童**的**家庭环境改造**

关键词

无障碍设施 环境改造 特殊儿童

家庭环境作为特殊儿童成长的重要场所，是影响特殊儿童成长的重要因素。对家庭进行无障碍设施的环境改造，可以方便特殊儿童生活起居，减轻家庭成员的照料负担，使家庭成为更适合特殊儿童生活、学习和娱乐的场所，让特殊儿童有一个自由自在的空间。

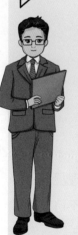

专家说

1. 家庭无障碍改造 是一项涉及物质、设施建设和信息交流等多方面的系统建设工程。通过配套无障碍设施和改造功能辅具，可以让特殊儿童实现从被动服务到自主照料和独立生活的过渡。

2. 常见的改造措施 在特殊儿童家庭环境改造中，一些常见的措施包括斜坡改造、门槛改造和卫浴改造。考虑到特殊儿童独自走出家门的困难，斜坡改造通常坡度小于 1∶12，门槛改造高度应小于 1.5 厘米，两侧应设有不大于 30°的斜坡，以便儿童轮椅能顺利通过。对于超过 3 厘米高的门槛，可以配置水泥或铝合金材质的固定或活动斜坡。在卫浴改造方面，安全性是主要考虑因素。基础的洗浴安全设施包括抓杆和浴凳，同时还应配备无障碍马桶、无障碍洗手台、紧急呼叫装置等设施。此外，根据特殊儿童的需求，可以进行针对性的环境改造，如视力障碍儿童可配置

音乐门铃、防撞角、盲表等，听力障碍儿童可使用闪光门铃、助听器、震动闹铃等设备。

3. 家庭环境动态改造　特殊儿童的生活需求和训练目标会随着时间、生长阶段及个体差异而发生变化。因此，特殊儿童的家庭环境改造是一个动态的过程，需要定期进行方案的制订和改造，确保家庭环境能够更好地适应特殊儿童需求的变化，为他们提供一个有助于成长和发展的生活空间。

（贺　晨）

11. 儿童**心理康复**
有哪些方法

儿童时期是个体生理、心理快速发展的阶段，是心理品质和个性形成的初始阶段，对个体健康心理的形成和发展有着不可替代的意义。随着社会的发展，儿童心理问题越来越受到广泛关注。儿童期的个体差异很大，首先对儿童的心理问题进行评估，根据儿童的年龄阶段、疾病特点、能力水平及不同的心理问题选择不同的康复方法。

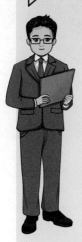

儿童常用心理康复方法有如下几种。

1. 认知行为疗法 通过调整儿童的认知方式和行为习惯，帮助他们更好地处理和应对生活中的问题和挑战。

2. 家庭治疗 通过改善家庭环境、家庭关系和沟通方式，来促进儿童心理健康发展。

3. 游戏疗法 利用游戏的形式，让儿童表达自己的感受，释放情绪，同时通过游戏中的互动，增强儿童的社交能力和情感表达能力。

4. 沙盘疗法 通过使用沙盘和玩具，让儿童自由地创造自己的世界，从而表达自己的内心世界和情感体验。

5. 音乐疗法 通过音乐来帮助儿童放松心情、缓解焦虑和抑郁等负面情绪，同时提高他们的注意力和记忆力等认知能力。

6. 自然疗法 通过让儿童接触大自然、享受户外活动，来增强他们的身体素质和心理素质，同时缓解城市生活的压力和焦虑。

7. 社交疗法 通过鼓励儿童参加社交活动、与同龄人建立友谊和互动，来提高他们的社交能力和情感表达能力。

8. 心理教育 通过开展心理教育课程或讲座，帮助儿童了解自己的情感和行为特点，增强自我意识和自我管理能力。

9. 药物疗法 在必要情况下，医师会开具药物治疗，帮助儿童缓解严重的焦虑、抑郁等情绪问题。

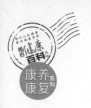

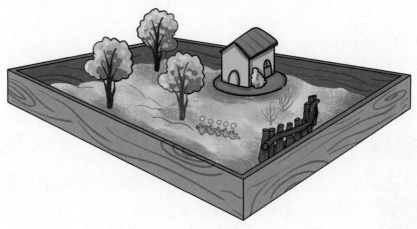

沙盘游戏

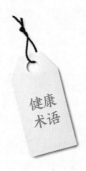

健康
术语

认知行为治疗：是认知疗法与行为治疗理论与技术的整合。该技术认为，个体对事件的理解是解释特殊情境及其感情与行为的关键，通过改变患儿对人与事物的看法和态度来解决心理问题。

（苑爱云　李露壮）

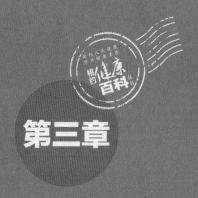

第三章

儿童神经系统疾病康复

一

脑性瘫痪的
康复

1. 有**早产史**、**缺氧史**的宝宝一定会发展成**脑瘫**吗

有些宝宝是早产儿，或者出生时有窒息发生，家长可能担心宝宝会发生脑瘫等后遗症。事实上，只要对这部分存在高危因素的孩子进行规范的健康管理和早期干预，大部分早产儿和经历过缺氧的婴儿是能够正常发育的，仅有极少数最终会被诊断为脑瘫。

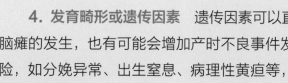

脑瘫的高危因素主要包括以下几方面。

1. 产前因素　包括早产、多胎、宫内感染，母亲酗酒、吸烟、吸毒等。

2. 产时因素　包括胎盘早剥、脐带脱垂、羊水栓塞等，常引发胎儿宫内窘迫、新生儿窒息，并由此导致严重的脑损伤。

3. 产后因素　是由新生儿出生后所患疾病导致的各种脑损伤和急性脑病，包括中枢神经系统感染、低血糖脑病、胆红素脑病，还有严重的脑实质出血、脑梗死、代谢性脑病等。

4. 发育畸形或遗传因素　遗传因素可以直接导致脑瘫的发生，也有可能会增加产时不良事件发生的风险，如分娩异常、出生窒息、病理性黄疸等，间接导致脑瘫的发生。

早产和缺氧是导致脑瘫的两个常见高危因素，但并不意味着所有早产及有缺氧史的宝宝都会发展成脑瘫。早产和缺氧可能会对婴儿的大脑发育造成一定影响，但具体的结果取决于多种因素，包括早产时间、缺氧的严重程度、婴儿接受的治疗和康复等。因此，对于早产儿（尤其是胎龄 <28 周，出生体重低于 1 千克的超低出生体重儿、重度缺氧缺血性脑病等）需要引起足够关注，这部分宝宝可能会面临一些潜在的发育问题，如运动障碍、认知障碍、语言障碍等，需要定期随访，必要时进行早期康复干预。

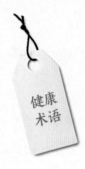

脑性瘫痪（脑瘫）： 是一组持续存在的中枢性运动和姿势发育障碍、活动受限症候群，是由发育不成熟的大脑、先天性发育缺陷或损伤等非进行性脑损伤所致。脑瘫与产前、产时、出生后多个环节的高危因素有关，严重的脑损伤和脑发育异常是导致其发生的直接原因。脑瘫所致的运动障碍常伴感觉、知觉、认知、交流和行为障碍，以及癫痫和继发性肌肉、骨骼问题等。

（黄　艳）

2. 肌张力高一定是脑瘫吗

在婴幼儿体检中，经常有家长咨询有关肌张力的问题，如"宝宝手老是握着拳，是不是肌张力高？""我家孩子老是踮着脚走，不会是脑瘫吧？"……这些疑问往往会让爸爸、妈妈们焦虑不已。事实上，家长们对肌张力的认识存在误区，肌张力高不一定就是脑瘫。

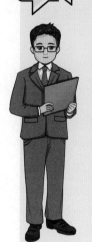

肌张力高是一种肌肉张力异常的表现，是指肌肉在静止状态下的紧张度较高，可以表现为肌肉僵硬、被动运动时阻力增加、关节活动范围缩小等症状。

肌张力高一般与脑部疾病有关，脑瘫就是其中一种。体检时医师提到的"宝宝肌张力有点儿'高'或'低'"，绝大多数只是在说宝宝的发育差异。这种特定时期的异常肌张力增高，不一定是真正的异常，也可能为以下几方面原因。

1. 新生儿及婴儿时期的特殊性 新生儿时期宝宝全身屈肌张力高是正常的，在 3 个月后被动性肌张力逐渐减弱；宝宝在 3~4 个月以内，也可以有生理性的肌张力增高，表现为拇指内收、手握拳等；到 6 个月以后，屈肌张力进一步下降，伸肌张力进一步升高，为站立做好准备。

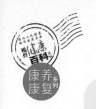

2. **宝宝情绪的影响**　如果宝宝情绪紧张不能放松，检查的时候自然就不配合，做出"拇指内收、手握拳"的动作，这也会影响肌张力检查的结果。所以，肌张力检查的时候，需要宝宝处于放松状态。

3. **触觉敏感导致的抵抗**　当一些触觉比较敏感的宝宝去做这些检查时，会表现出明显的抵抗，从而导致宝宝的肌张力偏高。针对这种情况，家长要做的不是治疗，不是降低肌张力，而是给孩子进行一些"脱敏"练习，去缓解这种敏感的状态。

4. **生理性尖足**　1 岁以内正常婴儿，在生长发育阶段会出现一过性尖足。4~5 个月婴儿即存在双脚负重，但由于宫内屈肌张力高在脑部形成的痕迹，扶站时可表现出尖足负重，并随着生长发育在 8 个月后尖足会消失。

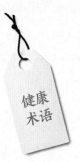

健康术语

肌张力：就是"肌肉的张力"，是指肌细胞相互牵引产生的力量，简单地说，就是宝宝的肌肉在安静、松弛状态下的紧张度。肌张力是维持身体各种姿势以及正常运动的基础，可以表现为静止性肌张力、姿势性肌张力和运动性肌张力。

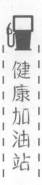
单纯肌张力高在婴儿期或新生儿期较常见，在早期进行脑瘫诊断时，应结合病史、姿势、肌力、肌张力、反射等体格检查，必要时结合影像学检查等综合判定。如果是生理现象导致的"肌张力高"，一般不需要治疗，定期随访评估即可。

（黄　艳）

3. 脑瘫的**早期表现**有哪些

脑瘫的诊断年龄通常是在 1 岁以后，但是往往在出生后 6~9 个月就会表现出早期异常征象。由于年龄越小，脑发育越旺盛，代偿能力越强，因此，早期识别脑瘫的异常表现非常重要。

脑瘫的早期症状常表现为以下几方面。

1. 吃　新生儿时期可表现为吸吮、吞咽功能不协调；婴儿期表现为流涎、喂养困难、咀嚼吞咽差、体重增长缓慢。

2. 睡　新生儿期表现为不哭或哭声减弱，易惊，入睡困难，爱打挺；婴儿期表现为睡眠少，持续哭闹，睡眠不安，易惊醒。

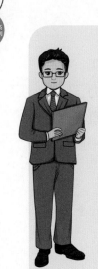

3. 玩　表情淡漠，出生3~4个月后逗引不能大声笑，6个月时仍不认人，叫名无反应，对玩具、逗引无兴趣。

4. 动　新生儿期运动过多或自发运动减少，运动发育明显落后于同龄儿，3个月时竖头不稳、趴着不能抬头，3个月后不能吃手，4~5个月不会翻身，5~6个月无伸手抓物动作，7~8个月不会坐，8~9个月不会爬，10~11个月扶物不会站，12~14个月不会走。

5. 姿势　新生儿期可出现身体过软或过度僵硬，出生3个月后仍紧握拳或拇指内收，不能居中玩手；出生5~6个月后扶站时双腿不能支撑体重，身体扭转不对称。

6. 照护　家长给宝宝穿衣服时，上肢难入袖口；换尿布时大腿不易外展；擦手掌或洗澡时手不易打开，身体僵硬。

7. 异常反射　应该消失的原始反射延迟消失，需要出现的保护性反射减弱或不出现，还可能出现一些病理反射。①拥抱反射：出生后即出现，6月龄时会消失，若出生后3个月内不出现或6个月后仍不消失，均属异常。②非对称性紧张性颈反射（拉弓反射）：出生后1周左右出现，2~3个月呈优势，以后受上位中枢的控制而逐渐消失，若出生后6个月仍存在，则为异常反射。③握持反射：婴儿出生后即可出现，2~3月龄时逐渐消失，脑瘫孩子该反射消失时间通常会延迟，手经常呈握拳状。④支撑反射（平衡反应）：是保护性防御反射的一种，婴儿5~7月龄时出现，终身存在，即让婴儿坐在床上，当外力使其向前方、左方、右方及后方倾斜时，婴儿伸出手臂做支撑动作的反应。脑瘫孩子该反射通常延迟出现或不出现。

上述表现，运动发育正常的婴儿有时也可见到，但如果上述多个表现同时存在，病史中又存在脑瘫高危因素，应引起家长足够重视。

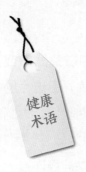

健康术语

反射： 是判断小儿神经系统是否正常的重要指标之一，随着小儿神经系统的发育表现出一定的特点和规律。首先出现的是原始反射，随着中枢神经的发育，原始反射逐渐消失，出现中脑水平的立直反射，神经发育达皮层水平时，出现皮层水平的平衡反射。因此，通过这些反射检查，不仅可以正确评价神经系统的发育，还可早期发现及判定脑瘫、脑损伤等神经系统疾病。

（黄　艳）

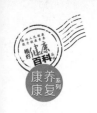

4. 为什么**脑瘫**儿童 要尽早进行**康复干预**

关键词

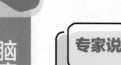

脑瘫 早期干预

脑瘫是一种常见的儿童运动障碍疾病，对儿童的生活质量和发展影响重大。国内外研究显示，早期规范干预可减少高危儿神经障碍的发生，改善预后，提高其生存质量，而且越早干预，效果越好。

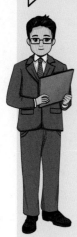

专家说

早期干预对脑瘫儿童的康复非常重要，主要表现为以下几方面。

1. 促进神经发育　脑瘫是由大脑发育异常或损伤引起的，早期干预可通过刺激和训练，促进大脑神经连接和功能发育。在婴儿出生后早期阶段，大脑的可塑性更高，神经系统对刺激的响应更为敏感。因此，早期干预可以帮助脑瘫儿童更好地建立神经连接，更有利于促进神经功能的发展。

2. 改善运动功能和日常生活能力　脑瘫儿童常面临运动功能障碍，如肌肉僵硬、肌力不足、平衡困难等。早期干预可通过物理治疗、康复训练和使用辅助器具，帮助儿童改善肌肉控制和运动协调能力，提高日常生活自理能力，预防并纠正运动障碍导致的骨骼畸形和姿势异常。

3. 促进社交和认知发展　脑瘫儿童常面临社交和认知困难，早期干预可通过言语治疗、认知训练和社交技能培养，帮助儿童改善语言表达能力、学习能力和社交技巧。

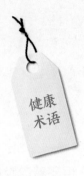

脑的可塑性：是指神经细胞能适应环境而具有修改其本身结构和功能的能力，是指通过神经元间突触的再生，促进神经回路的再建和丰富。脑的可塑性为脑损伤后的恢复提供了基本保证。

健康术语

健康加油站

脑瘫儿童早期康复干预需要遵循以下原则。

1. 早期发现和诊断脑瘫是早期干预的前提。家长应及时关注儿童的发育情况，如有异常应及时就医。

2. 寻求专业康复团队的支持是关键。脑瘫儿童的康复需要多学科综合干预，包括康复专科医师、物理治疗师、言语治疗师、作业治疗师等。家长应寻求专业康复团队的支持和指导，制订个性化的康复计划。

3. 坚持康复训练和家庭支持是基础。康复训练需长期坚持，家长应在康复师的指导下为儿童提供和创造良好的家庭支持和康复环境。

4. 关注心理健康和社交发展是保障。脑瘫儿童常面临心理压力和社交困难，家长应关注儿童心理健康，提供情感支持和社交机会，帮助儿童建立自信和积极的社交关系。

（黄　艳）

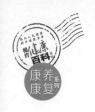

5. 有些**脑瘫**儿童总是 **流口水**该怎么办

流涎，俗称"流口水"，婴儿期出现是正常的，但随着口腔运动技能和感觉功能的完善，一般在 15~18 个月时会缓解，如果 4 岁以上仍频繁流涎，则称为病理性流涎。脑瘫宝宝出现流口水症状，主要是由口腔运动及吞咽功能异常和口咽部括约肌功能不全导致的，使其不能正常通过吞咽清除口腔内唾液所致。

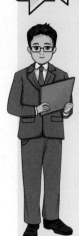

脑瘫宝宝流口水的常见治疗方法如下。

1. 姿势和头部控制　确保脑瘫儿童在吃饭和其他活动中保持良好的头部控制，调整好座椅与桌子的高度，使孩子在各种活动中都能够维持适当的姿势，可以减少流口水。

2. 口腔运动疗法　进行口、唇及舌的功能训练，增加舌体运动控制力量及协调性，提高吮吸能力及吞咽功能。

3. 冷刺激　通过对口周及面颊部皮肤的冷刺激，增加感觉输入，有效地提高口唇、脸颊、软腭和咽部的协调性及敏感度，改善吞咽功能，减轻流涎。

4. 流涎刺激因素的矫正　尽量避免给孩子提供可能会增加唾液分泌的刺激性食物或饮料，有助于减轻流涎。

5. 按摩　中医常用的治疗方法，按摩地仓穴可祛风止痛、舒筋活络；按摩颊车穴可将胃经的气血精微物质传输至头部。通过对相应穴位及口面部肌肉的轻揉按摩，可提高口咽部括约肌的功能，增强吞咽能力。

6. 融合游戏　可通过吹口琴、吹蜡烛、吹风车、吹羽毛及吸吮棒棒糖等游戏，提高宝宝对气流的控制能力及吞咽能力，减轻流涎。

7. 定期口腔护理　包括清洁口腔、刷牙和使用漱口液，帮助预防口腔感染和维护口腔健康，减少唾液分泌。

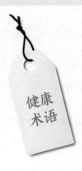

健康术语

流涎：是指涎腺分泌增多或吞咽障碍造成唾液溢出口角的一组综合征，可由多因素引发，不是独立的疾病。

健康加油站

对于流涎程度严重影响生活质量的患儿，如果上述常规干预治疗效果不理想，也可在专业医师指导下给予抗胆碱能药物或肉毒毒素注射治疗。另外，由于流口水可能对脑瘫儿童的社交和心理健康产生影响，我们还应该提供家庭支持治疗，鼓励儿童多参与社交活动，增强他们的自信心。

（黄　艳）

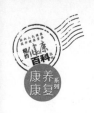

6. 为什么**脑瘫儿童**要定期进行**康复评定**

　　评定是康复的重要环节，通过评定可以了解脑瘫儿童的生理、心理及社会功能，综合分析个人因素、环境因素的影响，为设计合理的康复治疗方案、判定康复治疗效果提供依据。

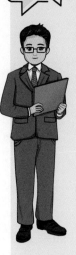

　　《国际功能、残疾和健康分类（儿童和青少年版）》（*International Classification of Functioning, Disability and Health for Children and Youth*，ICF-CY）框架下的脑瘫儿童康复评定包括身体功能和结构评定、活动和参与评定及环境评定三个方面。定期康复评定的重要性主要表现为以下几方面。

　　1. 跟踪发展　脑瘫是一个复杂的疾病，会影响儿童的运动、认知和社交发展。定期康复评定可以跟踪儿童的发展，能够及时识别潜在的问题和改善点，做到早期发现，为早期干预并制订康复治疗计划提供客观依据。

　　2. 评估康复成效，调整治疗方案　定期康复评定可帮助康复团队了解康复治疗的有效性，及时调整治疗计划，满足儿童不断变化的需求，有利于增强坚持训练的信心。

3. 预防并发症　定期康复评定，可及早发现并预防继发性关节、骨骼疾病，及时采取相应的干预措施，维持儿童的生活质量。

4. 家庭支持　定期康复评定也为家庭提供了机会，帮助家长了解儿童的疾病进展，并与医疗团队密切协作，促进孩子功能的恢复。

脑瘫康复评定应遵循以下原则。

1. 评定应是全面的，覆盖运动、认知、语言及心理发展等方面。

2. 关注孩子在功能活动中的能力，而不是单一动作。

3. 多关注孩子能够做什么，因为一切训练活动都是建立在现有能力基础上的。

4. 评定时要考虑孩子的家庭环境，以便制订更切合家庭实际的康复计划。

5. 贯穿以评定为开始、以评定为结束的原则。

（黄　艳）

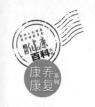

7. 脑瘫儿童的**规范康复治疗原则**是什么

脑瘫严重影响儿童的生长发育，使其生活质量降低。如何提高脑瘫儿童的康复治疗效果？遵循规范的康复治疗原则是关键，对促进儿童的全面康复起重要作用，对脑瘫儿童的健康成长有积极意义。

脑瘫儿童 生长发育 康复治疗原则

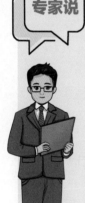

专家说

1. 早期干预 对脑瘫儿童进行丰富的环境刺激，可以促进视、听、触、嗅觉的发育，以感觉运动的整合促进运动功能、肌肉骨骼系统的发育。

2. 综合性康复治疗 为脑瘫儿童提供运动治疗、作业治疗、言语 - 语言治疗、物理因子治疗、中医治疗、矫形器及辅助器具应用、肌内效贴扎技术、药物治疗，必要时采取手术治疗、医教结合治疗等方法，可改善其运动、语言、行为和认知功能，优于单项治疗。

3. 以目标为导向的康复治疗 目标导向性训练可引导脑瘫儿童产生主动运动并完成现实生活中的目标任务和活动，有助于提高脑瘫儿童康复效果。

4. 游戏活动 利用儿童对游戏的喜好，将治疗性活动以游戏的形式展示给儿童，以调动其兴趣，诱导脑瘫儿童主动参与，用游戏将康复治疗与儿童的生活做最佳整合。

5. 儿童和家长参与决策 康复评定、制订目标及治疗方案都应尽可能让脑瘫儿童和家长参与讨论，要充分考虑脑瘫儿童个人需求、家长和家庭问题，支持家庭为其提供服务决策。

6. 家庭康复 是在康复治疗过程中及结束后，经专业人员培训及指导，脑瘫儿童在父母或家庭其他成员的帮助下，在家庭环境中进行康复训练的方法，结合日常生活活动能更好地改善功能。

7. 以 ICF 理念为指导 在 ICF-CY 框架下，对脑瘫儿童身体功能和结构、活动和参与及环境因素三个方面进行评定，据此制订康复计划及目标，有助于提升儿童适应环境能力及生活质量。

8. 遵循循证依据 具有循证依据的康复治疗技术结合精准康复评估制订的康复训练计划，是康复有效且有力的保障。

（金红芳　张梦媛）

8. 什么情况下脑瘫儿童
需要**手术治疗**

脑瘫的手术治疗被越来越多的家长所熟知和了解，都想通过手术来改善孩子的症状，但并非所有的脑瘫儿童都适合手术治疗。痉挛型脑瘫可以优先考虑手术治疗，而对于不随意运动型、共济失调型和混合型脑瘫，手术治疗则应慎重。

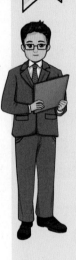

手术治疗　肢体畸形

随着康复医学的发展，手术成为痉挛型脑瘫综合康复治疗中的一项重要辅助治疗手段。那么，什么情况下脑瘫儿童适合手术治疗呢？

1. 年龄方面　一般认为，脑瘫患儿 4~5 岁前多不需进行手术治疗，这一时期应以康复训练为主，多数患儿可获得较好的效果而免于手术。若经过系统的康复治疗无效或因延误治疗而发生畸形挛缩时，则可在 6~8 岁以后根据患儿情况选择适宜的手术治疗。如果脑瘫患儿过早地进行矫形手术，随着年龄增长，肢体畸形易复发，需再次或多次手术。

2. 智力方面　患儿需要有较好的智力水平，术后能够配合持久的综合康复训练。智力低下的患儿，术后无法配合康复训练，术后效果差。

3. 手术选择　要根据脑瘫患儿的年龄、临床类型、病情轻重及手术的目的、功能改善、术后康复训练等因素，在外科医师与康复医师、康复治疗师共同讨论研究后，慎重选择手术适应证及术式，常见术式如下。①肌腱手术：包括肌腱移位术、肌腱切断术或延长术等，能够降低肌张力，改善肌肉挛缩。②骨与关节手术：腕关节严重畸形时，可手术固定腕关节；髋关节内旋变形时，可对股骨进行粗隆下截骨术，改变股骨前倾的角度，纠正髋关节内收、内旋等畸形；踝关节严重畸形时，可行踝关节固定术。③选择性脊神经后根切断术：对于痉挛型脑瘫患儿而言，选择性脊神经后根切断术是一种安全、有效的治疗方案，可以显著改善患儿的运动功能，提高其生活质量。

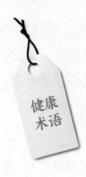

健康术语

肢体畸形：先天或后天各种原因导致的肢体发育异常，引起运动功能障碍。

健康加油站

康复治疗可以一定程度上改善功能、预防畸形；外科手术可以很大程度上改善患儿肢体畸形，为康复创造条件。选择适宜手术的同时，按照康复医师制订的方案开展术前、术后康复治疗，才能保证手术的效果，提高患儿生活质量。

（金红芳　张梦嫒）

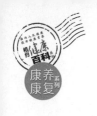

9. 为什么脑瘫儿童**术后**还要做**康复治疗**

脑瘫患儿手术治疗后还要继续进行康复训练，这是很多患儿家长不能理解的，手术并不能达到彻底治疗脑瘫的目的，它只是治疗脑瘫的一种手段。脑瘫的最佳治疗方法为采用多学科诊疗模式，手术的作用是改善姿势异常、促进肢体功能恢复。无论采用何种手术，术后必须辅以相应的功能训练，否则虽然解除了痉挛或者畸形，仍可出现失用性肌萎缩，使手术失去改善功能的意义。

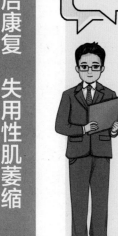

专家说

脑瘫患儿术后康复治疗的作用包括以下几方面。

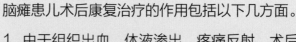

1. 由于组织出血、体液渗出、疼痛反射、术后肌肉活动减少等，可造成肌肉痉挛及静脉、淋巴回流障碍，从而导致局部肿胀。术后康复有利于消除手术创伤所导致的局部出血、水肿。

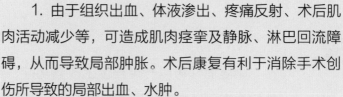

2. 减轻肌肉萎缩。术后肢体长时间制动，必然引起肌肉的失用性萎缩和肌力下降，肌肉收缩训练能够改善血液循环和肌营养，促进肌肉的生理功能，预防失用性肌萎缩。

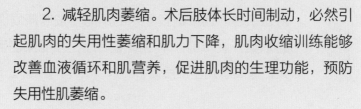

3. 防止关节挛缩。康复治疗能够促进血肿及炎症渗出物的吸收，减轻关节内外组织的粘连。适当的关节运动能牵伸关节囊及韧带，改善血液循环，促进关节滑液分泌，从而防止失用性关节挛缩。

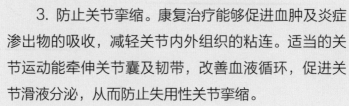

4. 促进骨骼及肌肉组织愈合。康复治疗可以促进局部血液循环，加速新生血管的生长。正确的功能锻炼，可保持骨关节端的良好接触，产生正向应力刺激，促进骨骼愈合。

5. 手术后康复治疗不仅可以巩固手术效果，也是提高及恢复患儿潜在功能的重要保证。手术只是为康复训练提供基础，若要达到功能改善的目的，必须通过及时、有效、规范的康复训练。

脑瘫治疗是一个漫长的过程，需要家长的理解和积极参与。早期康复要做到位，需要手术时也要积极配合，术后康复训练更是需要长时间坚持，这样才能让脑瘫患儿更快、更好地改善功能，早日回归社会，生活独立。

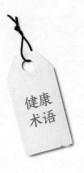
健康术语

失用性肌萎缩： 由于肌肉组织长时间不活动，部分肌纤维发生萎缩，导致肌肉容量下降，病理检查显示为Ⅱ型肌纤维萎缩。失用性肌萎缩多为可逆性，在恢复运动后，肌肉体积通常可逐渐恢复。

（金红芳　李成娇）

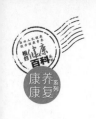

10. **脑瘫治疗**有特效药吗

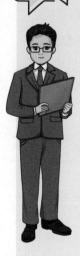

关键词

脑瘫　药物治疗

随着科学技术的发展、人们对脑瘫认识的进展，对脑瘫药物治疗的探索也日益重视，但现今小儿脑瘫的治疗以物理治疗、作业治疗、语言治疗为主，药物治疗仍属于辅助性治疗。

 专家说

面对脑瘫，不少家长秉持"再治也好不了"的错误观念，或寄希望于"特效药"。有没有治疗脑瘫的特效药呢？脑瘫的本质是大脑受到损伤，目前认为是不可逆的，现今药物治疗的主要目的是治疗脑瘫的伴随症状及并发症，治疗脑瘫没有特效药。

1. 缓解痉挛

（1）A型肉毒毒素：缓解肢体痉挛及流涎。

（2）乙醇、苯酚：乙醇、苯酚局部注射可缓解脑瘫患儿的局部痉挛，但苯酚常发生不良反应。临床多为补充性地应用无水乙醇、苯酚以配合A型肉毒毒素注射治疗痉挛。

（3）地西泮：可以降低肌张力，使被动关节活动范围增加和自主运动能力提高。地西泮还能调节脑瘫患儿的行为与协调能力。

（4）丹曲林：可改善腱反射，减轻剪刀步，提高日常生活活动能力，包括穿衣、饮食方面的协调能力，以及自主玩耍时的肢体控制、耐力和活动自由度等。

（5）巴氯芬：可减轻脑瘫患儿的痉挛，具体表现为被动关节活动范围增大。

（6）替扎尼定：可减轻痉挛，改善异常姿势。

2. 肌张力障碍管理　加巴喷丁可提高脑瘫患儿生活质量，并能缓解由于肌张力障碍导致的疼痛。

3. 改善骨密度和骨质疏松　氨羟二磷酸二钠可以增加脑瘫患儿的骨密度，并可降低骨折风险。另外，增加室外活动时间也可以预防骨质疏松。

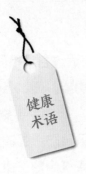

健康术语

对症治疗：指用药的目的为改善症状。对症治疗虽然不能根除病因，但可以改善患儿的症状，提高患儿的生活质量，在脑瘫治疗中值得重视。

（金红芳　郭隆辉）

11. 如何**预防脑瘫**

随着脑瘫科普知识的宣传，越来越多的家长开始关注这个疾病，高龄妊娠、多胎妊娠、环境污染等均可能成为脑瘫的危险因素。脑瘫患儿虽然经过治疗可以减轻症状，提高生活质量，但是需要长期康复及照料，给个人与家庭带来极大的痛苦和负担，所以，预防就显得尤为重要。

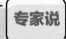

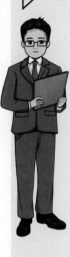

脑瘫　三级预防

一级预防： 是脑瘫预防的重点，主要目的是防止脑瘫的发生，即采取正确的措施，预防可能导致脑瘫的各种病因。有研究表明，早产治疗中使用硫酸镁和产后采用亚低温疗法等，可以预防或减少脑瘫的发病率。

二级预防： 是对已经造成脑损害的儿童，采取各种措施早期发现异常，早期干预，防止发生残疾或最大限度地降低残疾等级。

三级预防： 如果已经发生残疾，应通过各种措施，预防残障的发生。尽可能保存现有的功能，通过各种康复治疗方法和途径，积极预防畸形、挛缩等继发性损伤的发生。以 ICF-CY 理念指导三级预防，强调最大限度地发掘脑瘫患儿的潜力，通过康复治疗、康复管理和护理及环境改造等不同措施，实现三级预防的最佳效果。

对准备结婚的男女双方进行性卫生、生育和遗传病知识的指导，对男女双方可能患影响结婚和生育的疾病进行医学检查，提出医学意见，做好孕期保健，加强营养。要注意避免各种围生期的因素，包括孕期避免各种感染、意外，监测胎儿的发育，在分娩过程中，避免新生儿窒息和新生儿产伤的发生，以及出生后防治各种感染性疾病、中枢神经系统疾病、胆红素脑病等。对有高危因素的新生儿及婴儿定期进行生长发育评估，发现异常早期采取综合康复手段。尽可能地开发、调动机体的潜在功能，并保存现有功能。最大限度地提供教育、职业康复和社会康复的机会，不仅能够降低脑瘫的患病率，还可以减轻其残障程度，从而减轻家庭及社会负担，提高人口素质。

（金红芳　郭隆辉）

12. 为什么大龄痉挛型脑瘫儿童要定期拍髋关节 X 线片

在前来就诊的脑瘫患儿中，为什么有的孩子会出现双腿屈曲，僵硬不能伸直，或者长短腿的情况，有的还伴明显疼痛，拒绝活动和触碰，这很可能是继发了髋关节脱位。

关键词

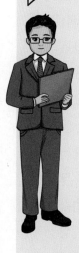

脑瘫　髋关节脱位

专家说

髋关节作为连接身体和双腿的重要部分，在负责身体承重和站立、行走方面发挥着重要作用。

痉挛型脑瘫患儿髋关节周围肌张力和肌力不协调，导致内收肌、屈髋肌和腘绳肌的异常使用，使关节周围的作用力发生改变，逐渐导致髋关节半脱位直至全脱位。髋关节脱位的发生率与粗大运动功能水平及脑瘫分型有关，随着脑瘫患儿运动功能障碍严重程度增加，其髋关节脱位的风险也逐渐增加。髋关节脱位是脑瘫患儿常见的骨科问题，可能会导致明显的疼痛和功能障碍，表现为髋关节活动不灵活、僵硬和长短腿情况。

脑瘫患儿发生髋关节脱位的特点如下。

1. 脑瘫患儿的髋关节脱位多发于 6 岁以上。

2. 痉挛型脑瘫患儿更易发生髋关节脱位。

3. 根据病情严重程度，髋关节脱位可发生在一侧，也可双侧同时脱位。

4. 脑瘫继发髋关节脱位可引起疼痛、关节炎、会阴部护理困难、皮肤溃烂等。

髋关节脱位是痉挛型脑瘫最常见、最严重的继发性骨骼肌肉问题，可能引起疼痛、关节炎、会阴部护理困难、皮肤溃烂等，甚至出现骨折等严重并发症，增加脑瘫患儿的痛苦和康复治疗难度。因此，在确诊脑瘫，特别是痉挛型脑瘫后，应定期拍髋关节X线片，预防和早期发现髋关节问题，尽可能避免髋关节脱位。

脑瘫继发髋关节脱位的治疗包括保守治疗和手术治疗。保守治疗可采用佩戴辅助器具、运动疗法、体位管理等方法，主要通过缓解内收肌群的长期肌肉痉挛，提高外展肌群和腰大肌肌力，以改善髋关节周围肌群张力、肌力不协调状态，防止股骨头向外偏移，从而预防髋关节脱位的进展。当患儿长期处于髋关节脱位状态，严重影响髋关节正常发育时，需进行早期手术治疗，如预防性手术、重建性手术及抢救性手术，主要根据股骨头偏移百分比选择不同的手术方式。

（刘丽伟）

13. 为什么有些脑瘫儿童要定期拍**脊柱全长 X 线片**

脑瘫儿童在大家的印象中主要是不会走路、腿脚不灵活，那为什么有的脑瘫儿童会表现出高低肩、驼背，甚至整个身体屈曲、扭转、不对称，不能躺平的情况呢？这很可能是脑瘫继发脊柱侧弯的缘故。

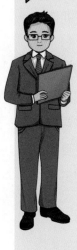

专家说

关键词

脑瘫 脊柱侧弯

人体的脊柱是支撑身体的主要结构，我们能够保持身姿挺拔主要依靠正常曲度的脊柱在发挥作用。脑瘫患儿出现脊柱侧弯与脑瘫类型、运动障碍严重程度、年龄及早期康复管理策略等相关。脑瘫患儿脊柱侧弯发生率约20%，而粗大运动功能分级达Ⅳ级或Ⅴ级、无行走能力，功能严重受限脑瘫患儿脊柱侧弯发生率高达64%。

1. 脑瘫继发脊柱侧弯的原因　脑瘫患儿因脑损伤所引起的肌张力异常、肌力下降、肌肉僵硬和挛缩等阻碍了自发性运动和运动发育，从而导致骨关节对线不良和不平衡受力，破坏了肌肉活动与骨骼生长的关系，进而继发骨骼发育不良、扭转等问题，促使脊柱侧弯的发生与发展。另外，脑瘫患儿长期缺乏有效运动，腰腹部肌肉力量弱，且身体长期处于不对称姿势等因素间接引起脊柱代偿性变形。

2. 脑瘫继发脊柱侧弯的表现　脑瘫患儿长期缺乏有效运动，腰腹部肌肉力量弱，且身体长期处于不对称姿势等因素间接引起脊柱代偿性变形。早期脊柱侧弯多为姿势性，通过姿势调整可以控制。随着年龄和体格发育，侧弯程度逐渐加重，尤以青春期为甚，每个月增加可达2°~4°，随后可转变为结构性脊柱侧弯，青春期骨骼成熟后，脊柱侧弯仍可继续发展，尤其是四肢瘫患儿。脑瘫所致脊柱侧弯可表现为典型的长"C"形或"S"形弯，累及胸腰段，可导致严重的骨盆倾斜和坐姿困难。若侧弯持续加重，可导致脑瘫患儿的心肺功能和胃肠功能受损，肋骨与骨盆相抵引起疼痛。

为避免脊柱侧弯发生，无独立行走能力的大龄脑瘫患儿应尽早前往专业机构的骨科、康复医学科就诊，若出现脊柱侧弯，应接受规范的评估和治疗，遵医嘱定期拍脊柱全长X线片，预防和早期发现脊柱侧弯问题，通过姿势调整及时纠正早期姿势性侧弯，一旦发现双肩高度不等、躯干不对称、运动功能恶化，则应警惕脊柱侧弯的可能。

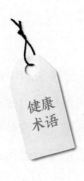

脑瘫继发脊柱侧弯： 绝大多数为神经肌肉性，少数为特发性。神经肌肉性脊柱侧弯是指神经肌肉病变引起的脊柱侧弯，包括上运动神经元损害（如脑瘫、脊髓空洞症）和下运动神经元损害（如小儿麻痹症、脊肌萎缩症）。

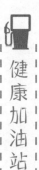

脑瘫继发脊柱侧弯的治疗包括保守治疗和手术治疗。保守治疗包括物理治疗、坐姿矫正、脊柱支具、药物缓解痉挛等。对于持续进展且影响功能的脑瘫继发脊柱侧弯，支具治疗效果及耐受性差，手术是唯一有效的治疗方法，其目的是减轻侧弯角度，恢复头颈、脊柱、肩带和骨盆带的平衡与对线，改善坐、站姿势及运动能力，减少心肺并发症。虽然目前对脑瘫继发脊柱侧弯手术治疗的指征、干预时机及手术方式缺乏

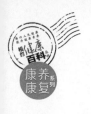

共识，但是通常建议对于生长发育期脊柱侧弯 >45° 且持续进展（最少 10°）、功能受损的脑瘫患儿，进行手术干预。

（刘丽伟）

14. 为什么脑瘫儿童
需要用**辅助器具**

脑瘫儿童由于中枢性运动障碍和姿势异常，在日常生活中常存在说话、运动等方面的困难，生活自理能力与同龄儿童相比也会有差异。康复辅助器具采用特殊的设计或方法，能够协助患儿改善肢体功能或替代已受影响的功能，来保护身体、进行肢体矫正及促进运动和发育。

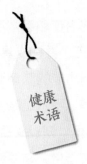

辅助器具： 能够有效地防止、补偿、减轻或替代因残疾造成的身体功能减弱或丧失的产品、器械、设备及技术系统。更通俗地讲，凡是能够克服残疾影响，补偿或代偿缺失功能，达到提高生活自理和社会参与能力的器具都可以称为辅助器具，从植入式电子耳蜗到轮椅、拐杖及改装的进餐具、穿袜器、系扣器等。

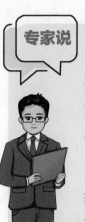

辅助器具的使用可以弥补·脑瘫患儿日常生活中的功能障碍，在提高脑瘫患儿生活质量、自主性和社会参与方面发挥着关键作用。康复辅具对脑瘫患儿的帮助主要有以下几方面。

1. 提高生活自理能力　特殊设计的餐具、吸管等辅助器具，可以帮助脑瘫患儿更轻松地进食；利用浴室辅助工具和穿脱辅助装置，可以协助其独立完成洗澡和穿衣任务，逐渐提升脑瘫患儿的自理能力和独立性。

2. 改善运动功能　助行器、平行杠等辅助器具可以辅助脑瘫患儿行走、站立和保持平衡。这些辅助器具可以辅助其建立良好的运动姿势，增加运动的稳定性，促进身体协调能力和肌肉力量的发展。

3. 提高言语表达能力　符号牌、电子助听器、电脑化语音设备等语言传达辅具，可以帮助脑瘫患儿克服交流困难，提升交流积极性，帮助他们更准确、及时地表达思想、需求和情感，能与他人之间更好地进行沟通。

4. 适应学校生活　特殊设计的书写工具、计算器、电子阅读器等学习辅助器具，可为脑瘫患儿提供更多的学习支持，让他们在学校的课堂参与、写作和阅读等方面更顺利，同时还可以促进其建立良好的人际关系。

5. 辅助康复治疗　踝足矫形器、脊柱矫形器等辅助器具可以帮助其矫正不正确的姿势，预防或改善关节畸形，从而促进脑瘫患儿的运动和步态改善。

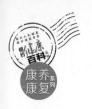

辅助器具的康复训练在家中可以轻松进行，家长可以根据孩子的需求进行家庭环境和物品的调整，甚至自制适合孩子日常使用的辅助器具。例如，用木板自制平衡板可以帮助孩子锻炼平衡和协调能力；利用椅子、枕头等辅助坐位、爬行、站立练习；在儿童椅上放置合适的靠枕、腰垫、坐垫等，有助于使其保持正确的坐姿，减轻腰部和背部的压力。这些家庭康复措施不仅可以提升康复效果，还能全面促进脑瘫患儿的身心健康。

（贺　晨）

15. 脑瘫合并癫痫怎么办

脑瘫是造成儿童肢体残疾的主要疾病之一。尽管脑瘫患儿主要表现为运动功能障碍，但由于其脑部损伤，常常伴发认知、语言及行为障碍、癫痫等问题。脑瘫患儿可以出现各种类型的癫痫发作，频繁的癫痫发作可能会加重脑损伤，直接影响康复的治疗效果及预后，如果家长能够在癫痫发作时正确处理，规范治疗，大部分癫痫发作是可以得到控制的。

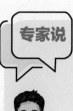

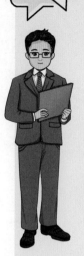

1. 发作时的处理 脑瘫患儿出现癫痫发作时，家长不要慌乱，绝大部分发作几分钟之内可自行停止。①发作时家长首先要及时清除周围可能给孩子带来伤害的物品，把孩子放在安全的地方，保持侧卧位，预防窒息；②家长最好能够记录孩子发作的具体表现，比如孩子的意识、肢体活动等，还要记录孩子发作持续的时间；③如果有条件，最好用手机录下孩子发作的视频，方便就诊时医师能够更直观地看到孩子发作的情况，以利于判断发作类型及药物选择；④如果癫痫发作持续时间超过 5 分钟，或超出了平素发作的时间，应及时到医院就诊。

2. 平时注意事项 ①一旦确诊为癫痫，应在医师的指导下规范地使用抗癫痫药物，避免错服、漏服，同时也要按照医师建议，定期随访、复诊，监测药物不良反应及癫痫发作情况，必要时加量、加药或更换药物；②在癫痫频繁发作期间应暂时回避有可能加重癫痫发作的各种诱因，包括过度疲劳及情绪波动、强烈的外环境刺激（声、光、电、气温、气压等），远离含大量咖啡因、酒精的食物等；③遵医嘱调整康复治疗方案，尽早地控制癫痫发作，以避免脑瘫患儿脑损伤进一步加重，这是孩子获取康复最大疗效的前提及基础；④对于发作已控制的脑瘫患儿，可循序渐进地增加康复训练强度、频次、时间等，提高治疗效果。

关键词

脑瘫 癫痫

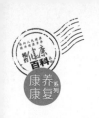

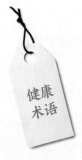

癫痫：是指多种原因导致的脑部神经元高度同步化异常放电所致的临床综合征，癫痫发作具有短暂性、刻板性、重复性和发作性的特点。

健康
云课堂

脑瘫合并癫痫怎么办

（朱登纳　王明梅）

16. 脑瘫儿童入睡困难怎么办

　　脑瘫儿童睡眠问题较正常儿童更为普遍，严重的睡眠障碍会影响孩子脑发育，加重其肌张力障碍、姿势异常等，影响康复疗效，甚至会阻碍孩子生长发育、降低其生活质量。家长可以通过科学管理的方法来解决孩子的睡眠问题。

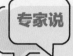

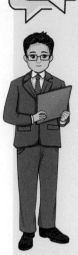

脑瘫患儿的脑损伤可导致控制睡眠和觉醒昼夜节律的中枢神经系统发生功能紊乱，此外，肌张力异常、体位异常、感觉异常、疼痛、睡眠呼吸障碍、长期康复训练、不良家庭环境等都有可能影响睡眠。以下干预措施可帮助缓解孩子的睡眠问题。

1. 改善睡眠环境　营造安静的睡眠环境，保持室内光线柔和，睡前 30 分钟关闭灯光、电子产品，维持适宜室温。

2. 养成规律作息　每日固定时间睡觉、起床，加强昼夜生理节奏周期的培养，控制白天入睡时间和睡眠时长。

3. 减少入睡干扰因素　睡前 1 小时不做功能锻炼，避免剧烈运动。晚餐进食易消化食物，睡前避免饥饿，禁止饮水或者少量饮水，排空大、小便。

4. 改善不良抚养方式　睡前避免打骂或惩罚患儿，可予以轻柔舒缓的音乐辅助睡眠；有计划地减少陪伴和肢体接触，逐渐实现独自睡眠（小于 6 月龄的婴儿不宜采用）；夜间转醒时尽量让其自然入睡，减少哄睡、抱睡、拍摇睡。

5. 有效的姿势管理　痉挛型脑瘫患儿应避免仰卧位，可侧卧位，同时要使患儿肢体处于对称状态。对于难以维持舒适侧卧位的患儿，可利用斜形板进行躯体固定，也可在颈部放置辅助性工具。其他特殊姿势的患儿可在专业医师指导下进行姿势管理。

充足的睡眠是促进脑瘫患儿生长发育的重要条件之一，如通过上述措施仍不能改善孩子入睡困难，或者还存在其他严重睡眠障碍表现，家长需带孩子到医院专科就诊并积极治疗。

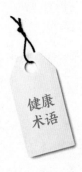

睡眠障碍：是指睡眠的质量、时间异常或节律紊乱，是脑瘫儿童常见共患病之一，表现形式多样，如入睡困难、睡眠持续时间短、昼夜节律紊乱、睡眠不安、夜醒和惊醒等。

（胡继红　袁丽平）

17. 为什么偏瘫儿童的 **健侧肢体**也要进行 **康复训练**

儿童偏瘫是由于围生期脑损伤、感染、脑卒中、脑外伤、脑部手术等导致的以一侧肢体随意运动不全或完全丧失为主要临床表现的综合征，是导致儿童肢体残疾的常见原因。由于儿童主动配合意识较差，如果单纯对其患侧肢体进行训练，往往事倍功半，临床效果不甚明显。因此，对于偏瘫患儿，采用早期健侧代偿性康复训练及通过镜像疗法对健侧肢体进行训练，对提高患儿生活自理能力非常重要。

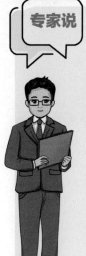

专家说

偏瘫患儿的治疗重点是对其已经发生损伤的大脑进行重塑，通过康复训练，活化正常功能脑细胞或促发脑细胞代偿功能出现，促进和诱发正确姿势及运动模式的建立，达到早日康复的目的。

1. 常用康复方法　目前临床上常用博巴斯技术、布伦斯特伦技术等神经生理学疗法和运动再学习疗法，诱发患儿患侧肢体主动运动及分离运动的出现，以提高其肢体功能及日常生活活动能力。

2. 健侧强化、代偿康复训练　以下两种情况需要尽早采用健侧强化、代偿的方式进行康复训练，提升患儿的日常生活能力，让残疾程度降至最低。

（1）病情较重、患侧肢体康复效果较差、配合意识差的患儿。

（2）偏瘫早期，患侧肢体随意运动明显减少的患儿。久卧病床的患儿健侧肢体也会出现运动障碍。

3. 镜像疗法　是对偏瘫患儿健侧肢体进行康复训练的一种常规治疗方法，被广泛应用于患儿的自主练习。对健侧肢体进行康复训练来诱发患儿出现动作观察、运动想象、模仿学习等主动参与过程，通过幻象提高患侧肢体的存在意识，促进患侧肢体功能恢复，改善双侧肢体运动的对称性。

关键词 🔗

偏瘫　健侧肢体　健侧代偿　镜像疗法

　　治疗时，镜子被放置于患儿的正中矢状位，引导患儿健侧肢体训练，使患儿感觉健侧肢体在镜中反射的动作好像是患侧完成的，诱使患儿患侧随意运动的恢复。

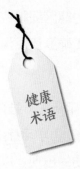

健康术语

镜像疗法：又称镜像视觉反馈疗法或平面镜疗法，其可让患儿专注于镜子反射的健侧肢体活动影像，利用视错觉效果使其产生双侧肢体共同对称运动的感觉，从而对患儿相应大脑感觉运动皮层产生刺激，促进大脑功能的重塑。

（马彩云）

二

孤独症的
康复

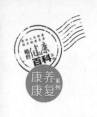

18. 为什么有的儿童 "能说会道" 也患孤独症

孤独症，又称"孤独障碍""自闭症"，全称孤独症谱系障碍。2021年美国报道全球孤独症的患病人数至少7 800万。近年来，社会各界对孤独症的关注越来越多，受到"孤独""自闭"等词语的影响，许多人错误地认为孤独症儿童都不会说话。其实，不同类型的孤独症儿童，语言发育水平存在个体差异，部分儿童可能语言完全没有发育，部分儿童语言发育相对较好，甚至"能说会道"。

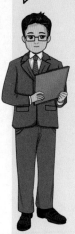

专家说

根据病情的严重程度及所需他人支持的程度，孤独症分为三个不同的等级，在不同的等级下，其语言发育水平和语言表达能力差异较大。

Ⅰ级（需要支持）：Ⅰ级孤独症儿童，在没有帮助的情况下，难以主动发起社交，难以成功或正确地回应他人发起的主动社交，对社交互动不太感兴趣。此类儿童能说完整的长句子，对感兴趣的事情总是"能说会道""滔滔不绝"，但难以与他人进行流畅的往复式沟通，交往时总是跟别人"不在一个频道上"。

Ⅱ级（需要较多支持）：Ⅱ级孤独症儿童，即使在适当的帮助下，仍表现出明显的社交受损，较少主动发起社交，对他人发起的社交活动反应较弱或反常。此类儿童只能说简单的句子，只在感兴趣的部分活动中有社交，或存在怪异的非言语沟通，在很多场合下频繁出现刻板行为，如自言自语等，若打断该行为，会出现明确的痛苦或挫折反应。

Ⅲ级（需要极大支持）：Ⅲ级孤独症儿童，有严重的言语和非言语交流障碍，社交功能明显受损，极少有能让人理解的言语表达，极少发起互动及回应他人的主动社交。此类儿童沉迷于刻板、重复的行为，被打断时有明显的痛苦反应，很难从狭隘的注意点中转移出来。

由此可见，部分孤独症儿童"能说会道"，只是语言模式古怪，内容与实际场景不符，或有"鹦鹉学舌"样的语言、自言自语等。这类孩子语言发育与认知发育受损较轻，在经过规律、长程、个性化的康复训练后，可能在成年后具有独立学习、工作和生活的能力，甚至部分儿童会在记忆、绘画、音乐、计算等方面有出色的表现。

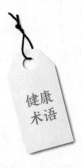

健康术语

孤独症谱系障碍： 是一种以社会交往障碍、言语和非言语交流障碍、狭隘兴趣、刻板行为为主要特征的神经发育障碍性疾病。

（李同欢　李　然）

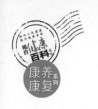

19. 孤独症儿童
有哪些**早期表现**

　　孤独症是儿童广泛性发育障碍的代表性疾病，治疗周期长且无法治愈，给家庭带来了巨大的精神压力和沉重的经济负担。因此，早期发现、诊断和干预尤为重要。"五不"行为是孤独症儿童早期的典型表现，如果家长能够早期识别这些症状，就能达到早期诊治的目的，以最大限度改善患儿的预后。

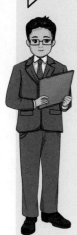

　　孤独症儿童"五不"行为包括不（少）看、不（少）应、不（少）指、不（少）语、不当。

　　1. 不（少）看　表现为缺少对有意义的社交刺激的视觉注视，尤其是对人眼部的注视。婴儿期表现为回避家长的目光接触，幼儿期即使能够对话，仍缺乏面对面的目光对视。

　　2. 不（少）应　表现为对父母或他人的呼唤声充耳不闻，如 10 月龄左右对他人叫自己的名字没有反应、12 月龄对父母的指令没有反应、16 月龄及以上不理睬别人等。

　　3. 不（少）指　表现为缺乏恰当的肢体动作，如不会以点头表示需要、摇头表示不要，不会有目的的指向，不会用手势比画等，患儿无法对感兴趣的东西提出请求。

4. 不（少）语　表现为语言不发育、语言发育迟缓、语言发育倒退等，如1岁以后无有意义的语言表达、语言落后于同龄儿或出现语言倒退等。

5. 不当　表现为对物品的不恰当使用，如喜欢旋转物品或排列物品；或出现不当的言语，如言语发育倒退或出现难以听懂、重复、无意义的语言。

此外，家长还可以利用一些孤独症筛查工具，对疑似孤独症的儿童进行初步评估，如果异常项目较多，应及时到正规医疗机构就诊。

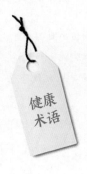

健康术语

孤独症初筛工具：家长可以应用"儿童心理行为发育问题预警征象筛查表"，筛查0~6岁儿童的发育状况，检查有无相应月龄的预警症状。相应筛查年龄段任何一条预警征象阳性，均提示儿童有发育偏倚的可能，需要尽快到医院进行复筛检查。

儿童心理行为发育问题预警征象筛查表

年龄	预警征象		年龄	预警征象	
3月龄	1. 对很大声音没有反应	☐	6月龄	1. 发音少，不会笑出声	☐
	2. 逗引时不发声或不会微笑	☐		2. 不会伸手抓物	☐
	3. 不注视人脸，不追视移动的人或物品	☐		3. 紧握拳松不开	☐
	4. 俯卧时不会抬头	☐		4. 不能扶坐	☐

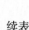
年龄	预警征象		年龄	预警征象	
8月龄	1. 听到声音无应答	☐	12月龄	1. 呼唤名字无反应	☐
	2. 不会区分生人和熟人	☐		2. 不会模仿"再见"或"欢迎"动作	☐
	3. 双手间不会传递玩具	☐		3. 不会用拇指、示指对捏小物品	☐
	4. 不会独坐	☐		4. 不会扶物站立	☐
18月龄	1. 不会有意识地叫"爸爸"或"妈妈"	☐	24月龄	1. 不会说3个物品的名称	☐
	2. 不会按要求指人或物	☐		2. 不会按吩咐做简单的事情	☐
	3. 与人无目光交流	☐		3. 不会用勺吃饭	☐
	4. 不会独走	☐		4. 不会扶栏杆上楼梯/台阶	☐
30月龄	1. 不会说2~3个字的短语	☐	36月龄	1. 不会说自己的名字	☐
	2. 兴趣单一、刻板	☐		2. 不会玩"拿棍当马骑"等假想游戏	☐
	3. 不会示意大、小便	☐		3. 不会模仿画圆	☐
	4. 不会跑	☐		4. 不会双脚跳	☐
4岁	1. 不会说带形容词的句子	☐	5岁	1. 不能简单地叙说事情经过	☐
	2. 不能按要求等待或轮流	☐		2. 不知道自己的性别	☐
	3. 不会独立穿衣	☐		3. 不会用筷子吃饭	☐
	4. 不会单脚站立	☐		4. 不会单脚跳	☐
6岁	1. 不会表达自己的感受或想法	☐			
	2. 不会玩角色扮演的集体游戏	☐			
	3. 不会画方形	☐			
	4. 不会奔跑	☐			

注：适用于0~6岁儿童。检查有无相应月龄的预警征象，发现相应情况在"☐"打"√"。该年龄段任何一条预警征象阳性，均提示有发育偏异的可能。

（李同欢　李　然）

20. **孤独症治疗**有特效药吗

关键词

孤独症　共患疾病　特效药

　　很多家长听到孩子被诊断为孤独症的时候，脑子里处于混沌状态，往往会想"有什么特效药吃了就能治好孤独症吗？"。那么，孤独症治疗有特效药吗？迄今为止，孤独症儿童的治疗遵循教育和训练为主、药物治疗为辅的原则。孤独症的药物治疗，主要是针对其共患疾病（如注意缺陷多动障碍、癫痫、睡眠障碍、胃肠功能失调等）给予对症治疗，目前尚缺乏改善儿童孤独症核心症状的特效药物。

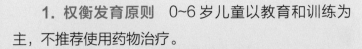

孤独症的药物治疗原则

　　1. 权衡发育原则　0~6 岁儿童以教育和训练为主，不推荐使用药物治疗。

　　2. 平衡药物不良反应与疗效的原则　选择药物治疗，应当在充分考量药物不良反应与疗效的基础上慎重决定，如合并注意缺陷多动障碍的儿童，可选用中枢兴奋剂（如哌甲酯）、非中枢兴奋剂（如托莫西汀），同时需要注意药物的不良反应，如胃肠道症状、头痛、头晕等。

　　3. 单一、对症用药原则　药物作为辅助的对症治疗措施，只有在共患疾病的症状比较突出时才考虑选用，应根据药物的类别、适应证、安全性与疗效等因素，尽可能选用单药治疗。

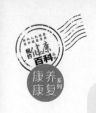

4. 逐渐增加剂量原则 根据孤独症儿童的年龄、体重、身体健康状况等个体情况，决定所选药物的起始剂量，视临床效果和不良反应情况递增剂量，直到症状完全控制，但不能超过药物使用限量。

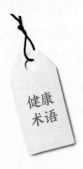

孤独症共患疾病： 孤独症患儿除核心症状外，常常共患注意缺陷多动障碍、癫痫、睡眠障碍、胃肠功能失调、焦虑症、抑郁症、双相情感障碍、强迫症、感觉异常等疾病。

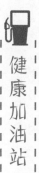

虽然孤独症没有特效的治疗药物，但若出现共患疾病，可在儿童康复医师的指导和建议下，根据孤独症的药物治疗原则，酌情选用药物对症处理，并结合个性化的、专业的、长期的教育与训练方案，帮助孤独症儿童获得更佳的治疗效果。由于孤独症影响因素较多，病因不明，所以难以找到针对病因的药物治疗，但目前在遗传基因、神经发育、神经生化、免疫及病毒感染等多方面的研究仍没有停止，针对孤独症核心症状的药物仍然值得期待。

（李同欢　梁忠培）

21. 为什么有些孤独症儿童 哭闹不止

"六月天，孩子的脸，说变就变"，这是一句耳熟能详的歇后语，说明儿童经常会出现哭闹行为，只要找到根本诉求都能轻松应对。但部分孤独症儿童却常常哭闹不止、情绪难以平息，让家长很是焦虑和无奈。究其原因，孤独症儿童存在多种功能障碍，导致其社会适应能力差，不能应对变化多端的社会生活。

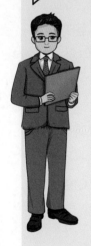

孤独症儿童由于社交沟通能力不足、存在重复刻板行为、感知觉异常等原因，容易出现哭闹不止等问题行为。

1. 社交沟通能力不足 孤独症儿童的语言发展一般较正常儿童延迟，部分儿童甚至语言能力完全丧失，也不会通过手势或模仿等进行沟通补偿。同时，孤独症儿童在人眼对视、识别面部表情和肢体语言等方面有显著障碍，无视他人存在，不能建立同伴关系及分享情绪情感体验，不能理解社会规则。这些问题导致孤独症儿童易出现焦虑等情绪反应，难以明确表达自己的感情和需求，且无法分辨正常及异常行为，情绪难以自控，出现哭闹不止。

2. 存在狭隘兴趣和重复刻板行为 孤独症儿童倾向于使用僵化刻板、墨守成规的方式应付日常生活，常做出一些重复、固定、无明确意义的行为，持久专注于物体的某一个细节，坚守一成不变的日常生活规律和环境布置，这可能与患儿神经、心理发育异常，或与焦虑等多种因素有关。一旦患儿的这些行为受到外界干扰或阻挠，就可能导致患儿哭闹不止。

3. 感知觉异常 孤独症儿童在视觉、听觉、味觉、嗅觉、触觉、前庭觉、本体感觉等多个方面存在不同程度的异常。部分孤独症儿童容易对某些日常生活中常见的声音、肢体接触等更为敏感和难以忍受，一旦超出其忍耐范围，就会出现异常的情绪反应，导致患儿哭闹不止。

哭闹不止对于孤独症儿童来说是一种过激的情绪情感反应，要耐心分析患儿哭闹的原因，正确应对，适当运用忽略、奖励良好或合适行为、惩罚（包括时间隔离、责备与不赞成）等方式，逐渐减少这种行为。

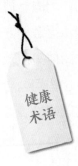

社会适应能力： 是指个体为满足社会环境的要求而逐渐习得各项技能的能力，包括掌握社会规则、正确处理人际关系和情绪监控三个方面。

（李同欢　梁忠培）

22. 为什么有些孤独症儿童有**严重挑食行为**

　　临床研究结果显示，约 70% 的孤独症儿童存在饮食问题，表现为挑食、不吞咽食物、吃饭玩耍等，这不仅增加了干预、治疗、喂养的难度，还对孤独症儿童的预后产生了严重影响。挑食是孤独症儿童最常见的饮食问题（严重挑食率约为 56.5%），多与感官超强感觉、味觉嗅觉不敏感、饮食环境适应性差、行为刻板单一和抗拒接纳新事物、异常兴趣爱好等因素有关。

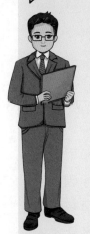

专家说

　　孤独症儿童挑食行为的常见原因如下。

　　1. 感官超强感觉，味觉、嗅觉不敏感　孤独症儿童会出现感官的超强感觉现象，引起他们对某种食物的偏好，同时由于味觉和嗅觉不敏感，导致他们难以感知食物的味道。

　　2. 环境适应性差　孤独症儿童对环境感知速度较慢，适应性较差，安全感比较低。部分孤独症儿童面对同样的食物，在家庭环境中接受，而在学校中却排斥，原因是味道不同、餐具不同。部分孤独症儿童也会因为不愉快或者受伤害的饮食经历，而把某种食物列为不喜欢甚至危险的对象。

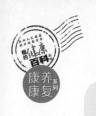

3. 行为刻板单一和抗拒接纳新事物 孤独症儿童会出现行为刻板单一，抗拒接纳新事物，如薯片和橙汁儿有着不同的包装和形状，或是饮食规律的变化等，孤独症儿童表现出难以适应和拒绝接纳。

4. 异常兴趣爱好 孤独症儿童对于饮食的爱好往往比较极端，比如部分孤独症儿童无法接受某种气味的食品、排斥某些形状的食物等。

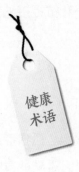

挑食行为：指儿童不愿意尝试新食物，或者对食物种类偏好，对自己喜欢的食物毫无节制，而对自己不喜欢的食物一概拒绝，或者对食物的制作有特殊的要求，以至于进食量小或者进食食物种类有限。

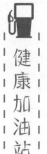

挑食行为影响孤独症儿童的身体健康，严重者甚至出现营养障碍性疾病。因此，康复医师、治疗师、家长和特校教师需要共同关注、重视和早期识别孤独症儿童的挑食行为，准确分析挑食原因，积极给予针对性的精准干预方案。可尝试从具有类似特点的食物做起，逐渐增加孩子与不同种类食物的接触机会；控制零食供给，培养定时定量、独立进餐的习惯；创建和谐的进餐氛围，避免强迫进食等方法，力争让具有挑食行为的孤独症儿童也可以自主、健康地进食。

（李同欢　谢能杜）

23. 为什么倡导孤独症儿童接受**融合教育**

融合教育是一种康复干预模式，可以根据儿童个体化特点，将社交互动、语言沟通、生活自理能力等训练内容融入学校教育中。孤独症儿童的融合教育打破常规的康复治疗模式，有助于提高孤独症儿童社交能力和生活质量、调整其心理状态、促进其智力的发育。

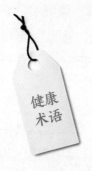

健康术语

融合教育： 是指通过融合医疗机构、学校、家庭和社会，有针对性地改善孤独症儿童的社交障碍、情绪行为、兴趣狭窄、交流困难等问题的康复模式。

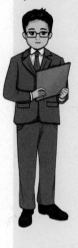

关键词

孤独症 融合教育

孤独症儿童的融合教育，有助于提高患儿的社会交往、语言和认知能力，解决患儿情绪和心理问题，提升社会适应能力，促进其更好地回归社会和家庭。

1. 提高社会交往能力 康复治疗师或老师通过开展社交融合课程，让孤独症儿童与社交功能较好的大龄孤独症儿童一起就读，增加孤独症儿童的社交、互动机会，使其能学会正确发起互动的方式，有助于提高患儿的社会交往能力。

2. 提高语言、认知能力 康复治疗师或老师通过开展语言交流集体融合课程，让孤独症儿童与语言表达能力较好的大龄孤独症儿童一起就读，使其能够频繁地接触到来自他人的语言表达及对物品的认知、使用，有利于孤独症儿童将日常所见泛化为自己能够表达、运用的内容，从而提高患儿的语言、认知能力。

3. 改善情绪、心理问题 康复治疗师或老师通过开展音乐认知集体融合课程，让孤独症儿童与情绪行为较好的大龄孤独症儿童一起就读，有助于改善患儿的情绪、心理问题。

4. 提升社会适应能力 在融合教育中，孤独症儿童需要学习集体活动的模式，遵守排队、轮流等规则，为其提供家庭、机构教育中无法模拟的社会环境，对提升患儿的社会适应性及独立性有很大帮助。

在融合教育的模式下，孤独症儿童能够同时接受医疗康复干预与教育康复，在与不同性格的同学、老师相处时，可逐渐习得一些解决冲突、矛盾的方法，感受不同的待人模式，促使他们逐步融入学校，不定时步入社会，逐渐学会认知事物及提升日常生活、社会适应与合作交流能力，为后期回归社会和学校奠定基础。

（李同欢　谢能杜）

24. 为什么说**家庭干预**
对孤独症儿童至关重要

孤独症儿童的成长过程中，家庭占据着大部分时间，家长与孩子相处的时间最长，更了解孩子的性格特质。家庭干预的目的是充分利用患儿熟悉的家庭环境，将康复训练内容融入日常生活中，提高康复治疗效果，促使他们更好地回归社会。

专家说

1. 家庭干预为孤独症儿童提供了安全、稳定和支持性的环境　孤独症儿童环境适应性较差，容易受到外界环境因素的影响，出现烦躁不安、哭闹等情绪反

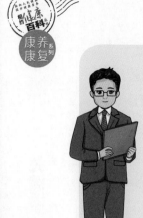

应。家庭环境有助于孤独症儿童建立稳定的、良好的情绪，是顺利开展家庭干预的重要基础。

2. 家庭干预有助于提高孤独症儿童的康复疗效 康复干预是孤独症儿童终身要做的事，想要维持、强化在机构和学校的康复训练效果，必须坚持长期高强度的反复训练，干预的连续性和持续性越好，孤独症儿童的获益越多。从早起穿衣、一日三餐，到活动娱乐、洗澡睡觉，如果能将康复训练内容融入日常生活中的每一件事，就能为孩子获取更多的训练机会，提高康复疗效。

3. 家庭干预有助于孤独症儿童回归社会 家长是孤独症儿童最信赖、最亲近的人，家庭是孤独症儿童未来长期生活的地方，只有在家中进行日常生活基本技能的训练，才更有利于孤独症儿童实现回归社会这个最终的康复目标。

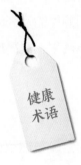

家庭干预： 是在医师、教师、治疗师等专业人员指导下家长介入的干预模式，以自然环境为基础，通过日常互动的积极干预，改善孤独症患儿的社交障碍和语言、情绪、认知、行为等问题，是康复干预的重要组成部分。

家庭干预有助于改善孤独症儿童的刻板行为。刻板行为是孤独症儿童常见的症状之一，包括刻板动作、思维、语言、规则等。家长可通过减少孩子无所事事的时间来减少刻板行为的发生；若孩子出现了刻板行为，家长应立即引导孩子做更有意义的活动来转移当前的注意力。部分刻板行为会随着孩子认知的提高逐渐消失。对于无法干预、不影响生活的刻板行为，家长不必焦虑，可以加以利用，发展成对生活、职业有用的技能。

（李同欢　柳　菊）

其他神经系统
相关疾病的康复

25. 为什么有些孩子总是闲不住，
注意力不集中

在日常生活中，我们会看到有些孩子特别淘气，总是闲不住，好动停不下来，注意力不集中。特别在幼儿园或学校里，坐不住，不遵守课堂纪律，不认真听讲，上课爱走神，成绩不太好，经常被请家长，这算正常现象吗？

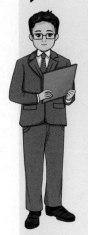

学龄前和学龄期儿童处于生长发育期，生理和心理都不成熟。这一时期的儿童精力旺盛、好胜心强、好奇心重，对周围各种新鲜事物都有较强的探索精神，专注力和记忆力不持久，容易冲动，情绪控制不好，难免会出现闲不住、好动、注意力不集中，这都属于正常现象，一般随着年龄增长会逐渐改善。但如果出现以下这些情况，并且持续较长时间（超过半年），严重影响孩子学习、生活，就需要到医院就诊，排除多动症的可能。

1. 注意缺陷　经常不注意细节，粗心大意；学习或游戏中很难专注；说话做事心不在焉，易走神；经常不能按时完成功课；做事没有计划，经常丢三落四。

2. 多动、冲动　经常手脚不停，扭来扭去；很难安静下来写作业；经常不合时宜地奔跑和攀爬，擅自离开座位；经常打断别人说话、插话或还没等他人说完就急于回答。

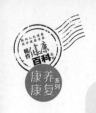

患多动症的孩子大多智力正常，极少数智力稍差。康复治疗包括药物治疗和非药物治疗，常用的药物有哌甲酯、苯丙胺、匹莫林、托莫西汀等，非药物治疗包括行为矫正疗法、认知行为治疗、感统训练、父母和教师的培训、运动疗法等。患多动症的孩子经过及时的康复治疗，成年后基本表现正常，少数遗留注意力不集中、冲动、人际关系差等。

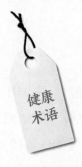

多动症：是一种儿童期常见的神经发育障碍性疾病，表现为持续较长时间且与年龄不相称的注意力不集中、多动、冲动行为，可造成儿童学习、情感、认知、社交等方面的损害。

（刘丽伟）

26. 为什么有些孩子
经常**频繁地眨眼睛、**
耸肩膀

在日常生活中，有的孩子会突然出现不自主地频繁眨眼、耸肩、挤眉弄眼、怪叫，甚至有爱发脾气、多动、注意力不集中、学习困难、成绩下滑等情况，使家长十分困惑和苦恼，这可能是抽动障碍造成的。

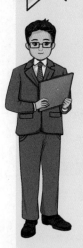

　　抽动障碍是一种儿童青少年时期起病的较常见的、复杂的慢性神经精神障碍，男孩多于女孩，主要表现为突发的、不自主的、快速的、反复的、无节律的一个或多个部位肌肉抽动和／或发声，抽动症状会因紧张、焦虑、兴奋而加重，放松时减轻。

　　抽动障碍分为短暂性抽动障碍、慢性运动或发声抽动障碍和抽动秽语综合征三种类型，可共患多动症、注意力不集中、学习困难、强迫障碍、睡眠障碍、情绪障碍、自伤行为等，严重影响患儿自尊心，影响日常生活和社交，不同程度损害认知功能和发育，给家庭造成较大困扰和心理负担。

　　抽动障碍缺乏特异性诊断方法，可进行神经精神、脑电图、头部影像学检查及心理行为量表测试、抽动评估等，应与舞蹈症、刻板性运动障碍等疾病相鉴别。康复治疗主要包括以下几方面。

　　1. 不要过度关注，针对影响患儿日常生活、学习或社交活动最严重的症状进行治疗，可在精神科医师等多学科指导下制订个性化治疗方案。

　　2. 药物治疗，如硫必利、舒必利、阿立哌唑、可乐定等。

　　3. 康复治疗，如心理行为治疗、教育干预、经颅磁／微电刺激、生物反馈疗法、迷走神经刺激术、深部脑刺激等。

关键词

抽动障碍　慢性神经精神障碍

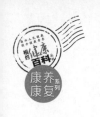

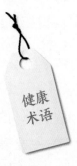

抽动障碍：是一种儿童或青少年期起病的慢性神经精神障碍，抽动（抽搐、眨眼、噘嘴、耸肩、摇头、不自主出声和大叫等）发作以突然、快速、反复、多发、无节律或伴随秽语为特征，常伴强迫、多动等行为或精神障碍。

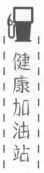

抽动障碍总体预后良好，少部分患儿症状迁延影响正常生活。儿童处于生长发育期，心智不成熟，应努力创造宽松生活环境、适当运动，避免过度疲劳、过度情绪波动、进食刺激性食物等。如果孩子出现频繁眨眼、耸肩、怪叫等表现，应尽早就诊并接受康复治疗。

（刘丽伟）

27. 为什么孩子会出现
学习困难

为什么有的孩子平时挺聪明，在幼儿园各方面都表现不错，但进入小学阶段后，很长时间都不能掌握学习方法，学知识特别慢，不理解课文意思，死记硬背数学公式却不会应用，明明很用功可学习成绩还是特别差呢？孩子很苦恼，老师和家长也十分困惑，这很可能是患上了学习障碍。

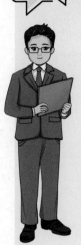

学习障碍是指学龄期儿童在学习过程中出现阅读、书写、拼字、表达、计算、思考等方面的困难，通过长时间学习也不能掌握学习方法、灵活应用及书写表达。这种学习困难不是因为孩子智力、视力、听力等方面的原因所致，可能与孩子自身、遗传及家庭社会因素有关。

学习障碍主要分为以下四种类型。

1. 阅读障碍　辨认字母或拼读障碍、阅读理解困难或流畅度差。

2. 数学计算障碍　数学原理掌握、公式应用、运算能力障碍。

3. 书写表达障碍　书写、拼写、写作障碍。

4. 其他　社会技能和执行障碍、推理能力差及概括困难等。

孩子如果出现阅读、书写表达、计算困难，学习知识和技能的能力低于生理年龄的要求，明显影响学习成绩和考评，结合学习困难检测量表，排除可能导致学习困难的其他疾病，可考虑学习障碍的诊断。

学习障碍的防治采取多方面综合措施。

1. 学习方法和能力训练　包括视听觉识别、注意力、记忆、思维等训练及运动能力训练（拍球、跳绳等）。

关键词

学习障碍　阅读障碍　数学计算障碍　书写表达障碍

2. **特殊教育** 进行针对性的技能训练，调整环境，提高适应性，设置必要的课程和个性化教育计划。

3. **心理行为干预** 通过心理调适、面谈咨询等方式给予支持和帮助，增强信心，解决情绪问题，还可通过小组音乐、作业疗法、运动疗法等提高节奏感、自控力和协调能力。

4. **感觉统合训练** 设计个性化方案，如爬行、悠荡、旋转、平衡等，提高多个感觉系统的协调性和能力。

5. **药物** 如吡拉西坦等促进脑功能药物，伴随多动症的可服用盐酸哌甲酯，伴随情绪问题的可服用利培酮。

6. **改善环境** 包括家庭和学校环境。

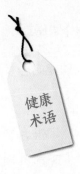

健康术语

学习障碍：是一组听、说、读、写、理解、推理等学习能力的获得和使用方面明显障碍的综合征，即智力正常儿童在阅读、书写、拼字、表达、计算、思维等方面存在一种或一种以上困难。

健康加油站

学习障碍儿童约 50% 以上可随年龄增长而自行缓解，少数继发人格障碍和反社会行为，应引起足够重视。母亲在孕期应注重心理健康，定期产检，确保胎儿健康和安全，做到优生优育，要戒烟戒酒，避免药物滥用等情况。家长应注重营造良好家庭氛围，掌握培养教育孩子的技巧，特别进入小学后，与老师和学校保持密切联系，关注孩子学习、生活动态，一旦发现孩子有各种学习问题，应及时就诊，早期接受专业指导和干预。

（刘丽伟）

28. 为什么有些孩子
哭或笑时嘴总向一侧歪

先天性歪嘴哭面容是宝宝一出生就发生的哭或笑时嘴巴歪的特殊现象，安静时口角和口唇对称，啼哭时出现健侧口角下拉、患侧口角不能下拉、下嘴唇明显变薄的特殊表现，是一种先天畸形。

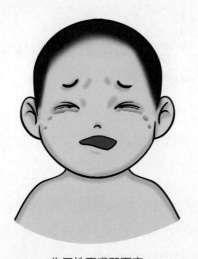

先天性歪嘴哭面容

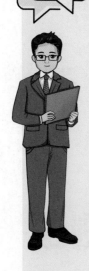

宝宝出现歪嘴哭面容是因单侧口角降肌发育不全，致使啼哭时口角不能下拉，而健侧口角降肌仍然下拉，导致不对称面部畸形。当歪嘴哭面容宝宝伴耳朵、腭、心脏、泌尿生殖系统、神经系统、胃肠、骨骼、甲状腺等部位的畸形时，叫作先天性歪嘴哭综合征。如果不伴其他畸形，叫作先天性歪嘴哭面容。

1. 常见病因 先天性歪嘴哭综合征与遗传、基因突变、染色体微缺失（22q11.2）、孕期不良环境因素有关。

2. 常见检查方法 先天性歪嘴哭面容多合并先天性、多发性畸形，可疑的宝宝要及时到医院进行全面体格检查，排除是否合并其他脏器畸形，并进行必要的检查，如染色体检查、超声检查、肌电图等。虽然是肌肉病变，但其面部肌电图检查结果往往是正常的。

3. 治疗方法

（1）要高度重视并尽早针对伴发畸形进行治疗，以降低脏器畸形造成的危害。

（2）单纯先天性歪嘴哭面容仅是一种轻微面部畸形，其治疗主要针对面部美容整形为主，包括药物治疗、康复治疗、手术治疗等。

药物治疗：可在健侧口角降肌注射 A 型肉毒毒素，降低健侧口角降肌肌力，使两侧口角降肌肌力达到平衡，达到口角对称目的。

康复治疗：增加口面部周围肌肉运动，如用患侧咀嚼、鼓腮等，锻炼患侧降口角肌力量，增强其灵活性及稳定性。

手术治疗：如果保守治疗效果不佳，可进行面部整形重建手术。

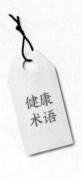

先天性歪嘴哭综合征： 45%~70% 歪嘴哭面容常合并脏器畸形，以合并先天性心脏病最为常见，如室间隔缺损、法洛四联症、房间隔缺损、主动脉缩窄、心肌病、肺动脉瓣狭窄、左心房发育不良综合征、三尖瓣反流、动脉转位、主动脉瓣反流、二尖瓣狭窄、三尖瓣闭锁、动脉导管未闭等。

（马彩云）

29. 为什么神经损伤儿童
早期干预效果好

同样是神经损伤的孩子，开展康复干预的时间不同，结局会截然不同。早期康复干预的效果较好，后遗症发生率低，而患儿年龄越大，损伤后越晚进行干预，即使得到规范的治疗，康复疗效也较差，

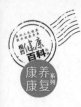

无法达到理想状态，甚至可能造成终身残疾，这说明早期干预对神经损伤患儿十分重要。

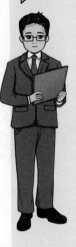

儿童神经损伤　早期干预

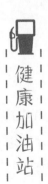

专家说

早期干预的"早期"可理解为"生命早期"或"神经损伤症状出现的早期"。

儿童神经发育存在关键期和可塑性。根据人脑的发育规律，1岁前神经系统迅速发育，此期间足够的良性刺激对脑功能及结构具有十分重要的影响，同时也是运动、感觉、语言及其他高级功能正常发展的重要前提。神经可塑性不是指神经细胞的再生，而是为了主动适应、反映外界环境的各种变化，神经系统发生结构和功能的改变，并维持一定时间。

儿童神经损伤可导致脑瘫、智力发育障碍、语言认知障碍等严重后果，甚至造成残疾，给家庭和社会带来极大负担。因此，1岁前是改善神经损伤患儿症状和避免后遗症的"黄金时间"，此阶段给予正确规范的康复干预，可使神经系统得到足够的良性刺激、促进损伤细胞修复、激发潜在代偿力，最大限度恢复功能。

健康加油站

预防各种围生期高危因素，加强高危儿随访管理，增强早期干预意识，利用儿童发育特点，尽早寻求专业人员的帮助，做到早诊断、早干预，从而减轻和避免后遗症的发生，降低残障率，提高生活质量。

（刘丽伟）

30. 新生儿臂丛神经损伤
如何预防、治疗和康复

出生后即发现新生儿一侧上肢无力，不能上抬，应警惕臂丛神经损伤，该病是新生儿致残的重要因素之一。

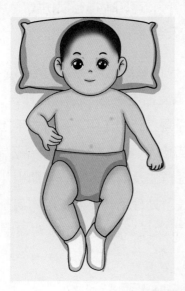

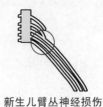

新生儿臂丛神经损伤

新生儿臂丛神经损伤

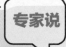

臂丛神经是上肢功能和感觉的主要支配神经，损伤后会导致同侧上肢出现肩关节外展、上举不能，肘关节屈伸不能，前臂旋转、腕关节屈伸不能，手指屈伸、外展、对掌、对指不能等功能丧失。

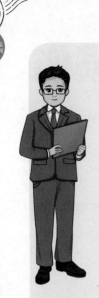

大部分臂丛神经损伤宝宝可自行恢复，约 20% 会遗留功能障碍，故预后包括可自然恢复、部分恢复和不可恢复三类。

1. 常见影响因素 巨大儿（出生体重 ≥ 4 千克）、胎儿期宫内因素、肩难产、窒息、助产等。

2. 临床常用检查方法 臂丛神经核磁共振检查、肌电图及锁骨 X 线片等，可明确神经损伤类型、范围及程度，为保守治疗及手术干预把控时机。

3. 康复治疗 包括早期患肢关节的冷热敷、牵引、被动运动、肌电反馈电刺激治疗、推拿、针灸、主动肌力训练、神经营养药物应用、弹簧式手指康复器或功能位支具等措施，预防或减轻肌肉疼痛及萎缩、关节畸形，促进神经再生及功能恢复，帮助患儿恢复正常生活。同时需注意处理患儿及家长因本病产生的情绪和心理问题，帮助其家庭适应和应对康复中的挑战。

4. 手术治疗 康复治疗 3~6 个月效果不佳，应采取手术治疗，包括早期神经修复和后期功能重建，以纠正或减轻关节畸形，促进关节功能恢复，减轻残疾。

臂丛神经损伤的治疗至今依然是一大临床挑战，故应重视孕期及分娩管理、产后检查和早期康复，预防臂丛神经损伤的发生及致残。

1. 预防发生 ①重视产前保健，避免巨大儿发生；②重视产前检查，分清头盆关系，确定分娩方式，如臀位分娩、剖宫产；③分娩环节注意娩肩、助产方式；④避免宫内损伤，如产前或产时宫内压力、分娩时母亲用力屏气等因素的影响。

2. 预防残疾 早期诊断，早期干预，预防永久性残疾发生。

本病需尽早采取综合康复手段进行干预，以防治关节挛缩及肌肉萎缩，预防永久性残疾的发生。出生后前 3 个月是保守康复治疗的最佳观察时期。

（马彩云）

31. 儿童脊髓损伤
能恢复到正常吗

在日常生活中，我们会看到一些新闻报道，某女孩在舞蹈训练时做下腰动作，回家后出现双腿没有知觉；某男孩在玩耍时不慎从高处跌落受伤，从此不能站立行走，这些都是儿童脊髓损伤的典型案例。那么儿童脊髓损伤后能恢复正常吗？

关键词

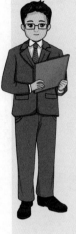

儿童脊髓损伤　瘫痪

儿童脊髓损伤的特点如下。

1. 学龄前及学龄期儿童充满好奇心，十分活泼好动，故脊髓损伤以外伤性更多见，如高处坠落伤、重物砸伤、交通事故、运动损伤等。

2. 儿童脊柱的生理结构与成人有较大区别，导致脊髓损伤部位以颈段高位更常见，特别是 2 岁以下幼儿。

3. 儿童脊髓损伤后往往表述不清晰、不及时，增加对脊髓损伤判断的难度，容易延误早期干预时机。

4. 儿童处于生长发育期，心智不成熟，服从性差，不能较好配合检查和治疗，影响康复疗效。

5. 儿童期特有的发育可塑性。当发生脊髓损伤时，受伤部位邻近神经细胞可替代发挥功能，预示恢复能力较成人更强。

儿童脊髓损伤后能否恢复正常取决于以下几方面因素。

1. 损伤程度　轻度损伤不影响日常生活；中度损伤可能丧失部分功能，例如走路姿势异常；重度损伤则丧失大部分功能，无法独立完成日常生活。

2. 损伤部位　损伤位置越高，影响范围越大。

3. 接受康复治疗的时间和方法　脊髓损伤后应尽早进行康复治疗，可及时改善受伤神经细胞缺血、水肿等，缓解症状，减少并发症的发生。另外，根据损伤类型和程度选择合适的治疗方法，对恢复也至关重要。

脊髓损伤是儿童期较严重的疾病，轻者影响孩子走路和日常生活，重者可造成终生瘫痪残疾。儿童一旦发生意外，应警惕脊髓损伤的可能性，早期就诊，尽早明确，接受专业康复治疗，适时使用矫形辅助器具，选择适当的手术时机和方法，最大限度恢复患儿功能，避免和减少残疾的发生。

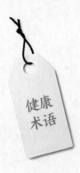

儿童脊髓损伤： 因各种致病因素引起脊髓结构和功能的损害，造成损伤节段平面以下的脊髓神经功能（运动、感觉、括约肌及自主神经功能）障碍。

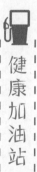

学龄前及学龄期儿童具有活泼好动、好奇心重的特点，是各种意外的高发年龄段。家庭和社会应给予更多关注，为儿童成长提供安全的环境和设施，同时加强安全健康教育，提高对危险环境和行为的识别意识，避免和减少各种意外的发生。

（刘丽伟）

第四章

儿童骨骼肌肉疾病康复

一

儿童脊柱侧弯的
康复

1. 如何早期发现
特发性脊柱侧弯

 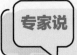

特发性脊柱侧弯好发于儿童和青少年。随着孩子生活自理能力不断提升，开始自我卫生管理，家长们不太容易发现孩子身体姿势的改变，且缺乏一定的早期识别能力，发现脊柱弯曲异常往往为时已晚，导致孩子可能需要支具或手术治疗。下面向家长介绍早期观察脊柱侧弯的方法。

专家说

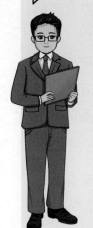

脊柱弯曲异常居家自测方法可以帮助家长早期发现孩子可能出现的脊柱问题，建议由妈妈检查女儿、爸爸检查儿子，每年检查 1 次或 2 次。

方法 1：站立位观察孩子背部外观

孩子可以脱去上衣，背向家长，自然站立，双足并拢，双目平视，手臂下垂，掌心向内。家长观察孩子背部外观：①双肩是否等高；②双侧肩胛骨是否对称、肩胛下角是否等高；③双侧腰部的凹线是否对称；④棘突连线是否成一条直线。

若以上任何一处存在异常，建议家长带孩子去医院进一步检查，以明确诊断。

方法 2：站立位观察孩子背部是否对称

在光线明亮处，孩子背向家长，直膝合足，自然站立，双臂伸直合掌，肩胛骨自然下垂，缓慢向前弯腰至 90°。家长视线随弯腰移动，始终与背部最高点保持水平，观察孩子脊柱双侧是否等高。如果出现背部不等高，怀疑孩子存在脊柱侧弯，建议家长带着孩子到医院康复医学科、骨科明确诊断。

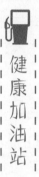

脊柱侧弯明确诊断的金标准是拍摄站立位全脊柱 X 线正位片，使用科布角（Cobb 角）测量法，若 Cobb 角 ≥ 10° 可明确诊断。Cobb 角测量法包括 3 个步骤：①确定上端椎；②确定下端椎；③在上端椎椎体上缘和下端椎椎体下缘各画一横线，以此两横线为标准各做一垂直线，两条垂线的夹角即为 Cobb 角。当 Cobb 角 <10° 时，建议爸爸、妈妈带孩子定期随访，随访间隔时间 1 年左右，视病情而定，日常生活中注意保持正确的站姿、坐姿，养成健康的生活方式。

目前研究结果表明，约 10% 的脊柱侧弯会有进展，但真正进展至需要手术的孩子很少，仅 0.7%，因此家长不必过分担忧。让孩子具备科学的脊柱健康管理理念，应做到以下几方面。

1. 保持正确的姿势，改变久坐行为　学习时应保持正确的读写姿势，选择高度合适的桌椅，建议每天看电子设备屏幕时间不超过2小时，不躺卧看书或电子产品，减少久坐行为。

2. 增强身体活动　建议孩子每天参加至少60分钟中等强度身体活动，应尽量选择需要肌肉对称性活动的有氧运动。

3. 保持膳食营养均衡　强化钙和蛋白质的摄入，保持膳食营养均衡，避免饮食过量，防止超重或者肥胖。

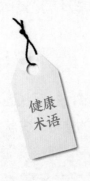

健康术语

脊柱：由24块椎骨、1块骶骨和1块尾骨以及连结它们的韧带、关节、椎间盘装置构成的结构。其作用是保护脊髓及神经根，支持身体，传递重力，参与胸腔、腹腔及盆腔的构成，同时也是一些骨骼肌的附着部。

棘突：是脊椎解剖结构的一部分，位于脊柱的后方，是椎弓背面正中向后方伸出的一个矢状位的突起，尖端可在体表触及，为肌和韧带附着部。

特发性脊柱侧弯：指原因不明的脊柱侧弯，是儿童生长发育期间最常见的脊柱畸形之一，是脊柱冠状面、矢状面及水平面的三维畸形。

（杜　青　毛　琳）

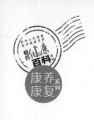

2. 轻度特发性脊柱侧弯有哪些**康复**方法

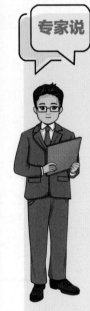

关键词

轻度 特发性脊柱侧弯 康复

大多数家长可能认为，孩子一旦出现了脊柱侧弯，支具和手术治疗是主要应对方法。但是并非所有的脊柱侧弯都会进展到需要手术治疗的严重程度，如果家长能在早期发现孩子有脊柱弯曲畸形，在侧弯程度较轻时及时进行有效的康复治疗和给予健康生活方式指导，大多数孩子会减缓脊柱畸形进展，避免手术治疗和致残。

专家说

脊柱侧弯是指脊柱的一个或数个节段在冠状面上向侧方弯曲，通常合并水平面上椎体的旋转和矢状面上脊柱生理弯曲变化，是一种三维畸形。而特发性脊柱侧弯是指原因不明的脊柱侧弯畸形，好发于青少年，是最常见的侧弯类型。全球特发性脊柱侧弯患病率为2%~3%，其中侧弯进展风险女性高于男性。脊柱侧弯会造成生物力学改变，可导致老年疾病年轻化，使孩子过早发生腰背部疼痛，特别严重的侧弯还会对心肺功能、平衡功能造成影响。

有研究指出，特发性脊柱侧弯进展的风险约10%，年龄越小、畸形越严重，侧弯进展的风险就越大。而绝大多数孩子的脊柱畸形较轻，进展性低，明确诊断的脊柱侧弯可半年至一年定期随访，同时给予健康生活方式指导，包括正确的读写姿势、选择合适高度的桌椅、避免久坐行为、适度增加运动及加强核心肌群训练。也可根据个体情况选择合适的康复治疗，包括脊柱侧弯三维综合运动疗法、呼吸训练、平衡功能训练等，延缓孩子轻度畸形进展，改善外观，预防呼吸功能障碍、减轻脊柱疼痛，减少日后手术的可能性，还可提升孩子核心控制力。若畸形角度持续进展，孩子有可能需要手术治疗，围手术期同样需要积极进行康复治疗，促进伤口愈合、早期功能恢复，尽早下床，恢复正常的生活能力。

因此，脊柱侧弯的早发现、早干预至关重要，在程度较轻时，及早采取康复措施，可最大限度预防侧弯进展，避免残疾。

健康加油站

根据国际脊柱侧弯矫形和康复治疗学会（Society On Scoliosis Orthopaedic and Rehabilitation Treatment，SOSORT）指南推荐，通常对于 Cobb 角 >25° 且骨骼发育未成熟的孩子，建议佩戴矫形器，以帮助减缓或防止侧弯进一步发展。按设计材质硬度的不同，矫形器可分为硬体矫形器和软体矫形器，按矫形覆盖区域分为颈胸腰骶、胸腰骶脊柱矫形器，按佩戴时段分为全天佩戴型、部分时间佩戴型、夜用型。在治疗期间孩子需每日佩戴 18~23 小时，佩戴时间越长，矫形疗效越显著，体育课、康复、洗澡等情况可摘除。矫形器治疗需要密切监测和定期随访，以确保矫形器的适合性和有效性，摄片前 6 小时及以上摘除矫形器，并由医生判断增减佩戴时长。孩子也需要

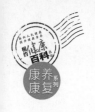

做好自身皮肤护理及矫形器的日常清洁，避免出现皮肤损害、过敏等。佩戴矫形器就像佩戴近视眼镜一样，家长需要鼓励孩子坚持佩戴，避免产生自卑心理。

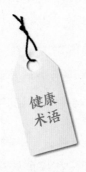

康复： 综合和协同地将各种措施（包括物理、职业、社会、教育等）应用于残疾者和功能障碍者，使其功能恢复至最高可能的水平。

脊柱矫形器： 又称脊柱支具，是体外的力学辅助装置，通常采用高分子材料、复合材料、金属材料等制成，具有良好的透气性、可塑性、刚性等特性。

平衡功能： 保持身体直立姿势的能力。正常平衡能保持体位，在随意运动中可调整姿势，以及安全、有效地对外来干扰作出反应。

（杜　青　郭海滨）

二

儿童其他骨骼肌肉
相关疾病的康复

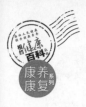

3. 儿童**运动损伤**应如何康复

关键词

运动是儿童喜爱的活动项目之一，不仅可增强体魄，也能让其更加自信、快乐。儿童正处于生长发育阶段，身体组织和器官尚未完全发育成熟，因此在某些体育运动中很容易发生运动损伤。儿童运动损伤的类型多种多样，运动损伤如果得不到及时、正确的治疗，可能会造成疼痛、活动受限、关节畸形等不良影响。

运动损伤 拉伤 骨折 关节脱位

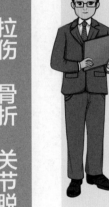

● 儿童常见的运动损伤

　　1. 扭伤　关节过度扭曲或扭转导致的软组织损伤。

　　2. 拉伤　肌肉或韧带过度拉伸导致的损伤。

　　3. 撞伤　身体受到撞击导致的损伤，如瘀血、疼痛等。

　　4. 骨折　骨骼断裂或脱臼等损伤。

　　5. 关节脱位　通常发生在肩关节、肘关节和下颌关节。

● 儿童运动损伤康复方法

　　1. 休息和放松　运动损伤发生后，立即停止活动，保持安静和放松，有助于减轻疼痛和炎症反应。

2. 抬高受伤部位　如果肢体受伤,将受伤部位抬高至心脏水平,可减轻肿胀和疼痛。

3. 冰敷和压迫　运动损伤初期,使用冰袋或冷敷剂冰敷受伤部位,每次 15~20 分钟,每天重复多次。同时可用弹性绷带压迫受伤部位,减轻肿胀和出血。

4. 包扎和固定　如果患儿的受伤程度较重或者需要手术治疗,可以使用绷带、夹板等进行包扎和固定,避免二次损伤。

5. 理疗　适当的物理治疗(如电疗、超声波、激光、短波等)可减轻疼痛、消肿止血、促进创伤愈合。

6. 康复训练　建议在医师或康复治疗师的指导下进行规范的康复训练,包括肌肉力量训练、关节活动度训练、关节稳定性训练及关节牵引等。

7. 传统中医疗法　如推拿、针灸、中药内服及外用等。

家长和老师应该教授孩子运动姿势乃至技巧,运动前进行适当热身活动,提供适当的保护装备,如头盔、护膝、护腕等。避免长时间剧烈运动,确保运动场地整洁、安全,运动过程中如感到不适或疼痛,应立即停止活动并寻求医师的帮助。

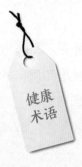
健康
术语

儿童运动损伤: 是指儿童在参与运动过程中所发生的,与运动项目、技巧、强度、个人素质及装备、环境密切相关的人体组织器官伤害,包括肌肉肌腱、韧带等软组织损伤,骨与关节及软骨损伤,神经、血管及器官损伤等。

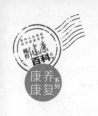

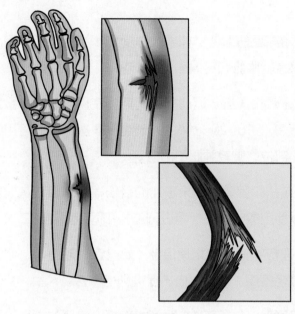

儿童青枝骨折

（许建文　黄　琳）

4. 儿童**上交叉综合征**
如何康复

　　随着现代学习、生活方式的改变，人们由于看书、写作业、使用电子产品等长时间低头、姿势不良、缺乏运动，颈椎和胸椎的弯曲度增加，颈部及胸背部肌肉力量不平衡，以及神经调节障碍，导致圆肩、驼背、头颈前伸等姿势异常，称之为上交叉综合征，可伴随肩颈、胸部疼痛等不适。

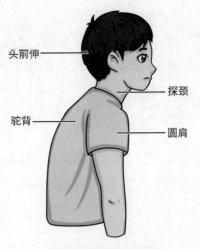

头前伸

探颈

驼背

圆肩

儿童上交叉综合征姿势变化

关键词

头颈前伸　圆肩　驼背　上交叉综合征

专家说

　　儿童上交叉综合征的康复需要综合干预，包括改善姿势、增加运动、采取正确的锻炼方式、进行物理治疗和寻求专业帮助等。这些方法可以帮助儿童缓解症状、恢复健康，并促进生长发育。

　　1. 改变不良习惯　避免长时间低头使用电子设备，保持良好坐姿（头正、身直、肘弯、足平），适当进行户外活动和体育锻炼等。

　　2. 肌肉拉伸　通过特定的拉伸动作，缓解颈肩部肌肉的紧张和疼痛，如双手交叉放在脑后，慢慢仰头向上看天花板，保持几秒钟，或双手抱头，头慢慢向后仰，保持几秒钟。

3. 强化训练　通过特定的训练动作，强化颈肩部肌肉的力量和稳定性，如双手放在肩膀上，慢慢向前弯腰，再慢慢向后仰头，重复几次；或双手抱头，肘关节向外打开，慢慢向左转身，再慢慢向右转头，重复几次。

4. 物理治疗　如果症状较重或以上方法效果不佳，可以考虑物理治疗，如运用推拿、热敷等方法缓解病损部位疼痛和僵硬症状。

5. 药物治疗　如果疼痛较重或影响到日常生活，可以在医师指导下对症用药（如抗炎药、镇痛药等）。但需要注意，药物治疗只能缓解症状，不能从根本上解决问题。

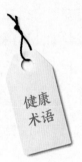

健康术语

上交叉综合征： 是一种常见的姿势异常，多因颈肩、胸背部的前、上、外侧三面肌肉过于紧张，而后、下、内侧肌肉过于松弛，无力松弛和紧张的肌肉连线呈交叉状，因此命名为"上交叉"。患儿通常上斜方肌、肩胛提肌、胸大肌、胸小肌较紧张，而菱形肌、前锯肌、中下部斜方肌、颈深部屈肌、冈下肌、小圆肌等较为无力松弛，呈现耸肩、驼背、翼状肩胛和头部前倾姿势。

（许建文　黄　琳）

5. 先天性**马蹄内翻足**
如何康复

有些新生儿出生即发现足部总是向内侧翻，甚至足下垂，家长们通常认为是宝宝在子宫里位置不正被压到了，只要长大了自然就会好的，不会影响走路，不需要特殊处理。有些宝宝发生这种情况可能是宫内压迫所致，但也有一些可能是先天性马蹄内翻足，应该引起家长的关注。

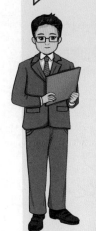

专家说

先天性马蹄内翻足畸形的真正病因不明，多数学者认为可能与遗传因素、神经肌肉病变、基因突变、胚胎早期骨骼或血管发育异常、纤维组织挛缩及胎儿足在子宫内位置不正等因素相关。

• **主要表现**

先天性马蹄内翻足是一种常见的足部畸形，出生后不久即可发现，患儿的脚部形状似马蹄，表现为足部内翻、内收和跖屈畸形。前脚掌向内弯曲，后脚跟朝向内侧，脚外侧边缘着地，难以平放在地面上。随着年龄的增长，可导致足部疼痛和僵硬、肌肉萎缩，如果不及时治疗，对孩子的生长发育和日常生活可能造成严重影响。

- ● 如何就诊

如果发现马蹄内翻足畸形，可到儿童骨科或康复医学科就诊，通过X线片、超声或磁共振成像（magnetic resonance imaging，MRI）检查，评估踝关节的结构、活动范围、稳定性及畸形严重程度。

- ● 治疗方法

康复治疗以矫正畸形为主，目前Ponseti石膏矫正疗法在许多国家已成为标准疗法，从出生后7~10天开始，通常持续数月。畸形矫正后继续支具辅助治疗。较严重的先天性马蹄内翻足，建议使用矫形器，如足弓支撑器或踝关节支具。保守治疗无效的严重病例，可考虑手术治疗。无论采取何种方法治疗，结合肌肉锻炼、本体感觉训练、步态训练等康复训练将会获得更好的疗效。

总之，先天性马蹄内翻足需要结合临床检查、影像学检查和功能评估等多方面的信息，制订个性化的治疗方案，定期随访和评估，确保最佳的治疗效果。

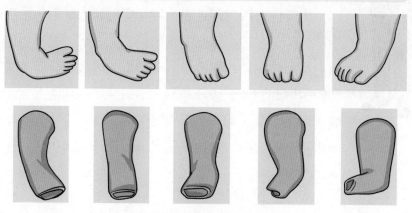

先天性马蹄内翻足石膏矫正

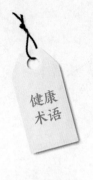

先天性马蹄内翻足： 是一种常见的先天性足畸形，由足下垂、内翻、内收三个主要畸形综合而成，以后足马蹄、内翻、内旋，前足内收、内翻、高弓为主要表现的畸形疾病。该病男性发病较多，男女比例约为 5 : 1，可单侧发病，也可双侧发病。可单独存在，也可伴随其他畸形。

（许建文　黄　琳）

6. 先天性拇指扳机指
如何康复

在生活中，有些宝宝的拇指总是屈曲着，不能自主伸展，如果强行把拇指拉直，常常会听到"咔"的一声响，宝宝还可能大哭，这令家长们感到很疑惑，到底是怎么回事呢？这种情况很有可能是宝宝患有先天性拇指扳机指。

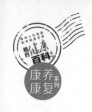

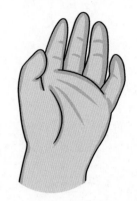
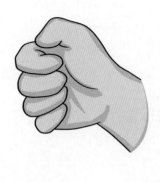

儿童拇指扳机指

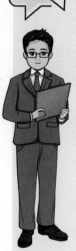

如果发现孩子的拇指总是屈曲无法正常伸展，或者在伸展过程中出现卡顿或疼痛，注意不要把拇指强行拉直，建议尽快咨询康复医学科、创伤手外科医师，以进一步明确诊断。

对于一些轻度的先天性拇指扳机指，建议先进行保守治疗，以改善拇指的活动范围和功能，主要方法如下。

1. 手法按摩　通过手法按摩可以缓解肌肉紧张和挛缩，改善肌肉功能。

2. 被动运动　通过被动运动可以增加关节活动范围，防止关节僵硬和肌肉挛缩。

3. 牵张训练　通过牵张训练可以增加肌肉的长度，预防肌肉挛缩。

4. 支具治疗 根据个体情况定制支具，如夹板、矫形器等，以支撑拇指关节和肌肉，改善关节姿势和稳定性。

5. 康复训练 在医师或康复治疗师的指导下进行针对性的康复训练，包括肌力训练、灵活性训练、平衡训练等，以全面提高拇指的功能和稳定性。

如果保守治疗无法获得满意疗效，可考虑手术治疗。手术方法因个体差异而异，包括松解粘连、修复肌腱或骨结构等。术后需要进行康复训练和物理治疗，帮助孩子恢复拇指的正常功能。

总之，先天性拇指扳机指需要及时寻求专业医师的帮助，进行诊断和治疗。康复治疗要有耐心，需定期进行随访，评估治疗效果，随访间隔时间视孩子的具体情况而定。同时要避免过度用力或过度活动，以免加重病情。

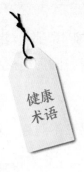

健康
术语

先天性拇指扳机指：是一种相对较为常见的先天性手部畸形，也称为先天性拇指屈曲畸形，通常是由于拇指屈肌腱或伸肌腱异常引起的，导致拇指在屈曲位置无法正常伸展，被动伸展时，可出现弹响或疼痛。其发病原因主要是拇指腱鞘起始处狭窄，拇指屈指肌腱被卡顿，目前病因尚不明确，可能与遗传因素、环境因素、胚胎发育异常、感染等有关。

（许建文　黄　琳）

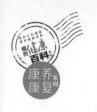

7. 先天性肌性斜颈
如何康复

家长发现刚出生的宝宝头有点儿歪，总喜欢转向一侧，在一侧喝奶，不喜欢转到另一侧，有的宝宝还可能在脖子上摸到肿块，且肌肉明显紧张，这可能是因为宝宝患上了先天性肌性斜颈。若未得到有效治疗，可能还会出现颜面部畸形，如头面部不对称、大小眼、双眼不在同一水平线上，健侧颜面部圆而饱满，患侧窄而平。此外，宝宝整个面部（包括鼻、耳等）也可出现不对称性改变。发现先天性肌性斜颈后，应到正规医院就诊，进行早期积极干预。

专家说

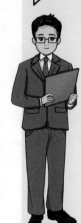

鉴别和早期康复介入是先天性肌性斜颈治疗的重点，家长们可以通过以下方法进行早期筛查。

1. 轻轻触摸宝宝双耳后到锁骨之间的颈部，对比双侧颈部肌肉的触感是否一致，是否存在圆形或梭状的肿块？

2. 观察宝宝的头型和面部是否存在不对称，双眼、双耳是否在同一水平面上？

3. 观察宝宝在仰卧、俯卧、直立位时，身体是否能够保持对称的姿势？

4. 观察宝宝睡觉、玩耍和喝奶时，头颈部向两侧主动转动的范围是否一致？

当宝宝有以上任何一种表现时，家长就需要引起重视，尽早到康复医学科、儿童骨科进行检查。医师通常建议宝宝做一个颈部超声检查，这是先天性肌性斜颈诊断及观察康复治疗效果的一种有效方法。B超无痛苦、无损伤、无放射性，宝宝可以放心接受检查。

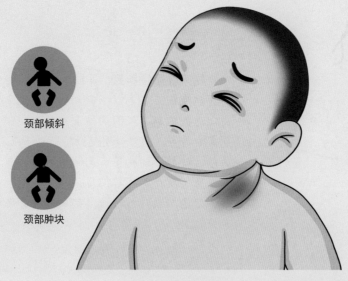

颈部倾斜

颈部肿块

先天性肌性斜颈

一旦确诊需要尽早进行医疗干预，目前的治疗方法主要是康复治疗与手术治疗。

1. ≤1岁斜颈宝宝建议采取康复治疗。通过科学、正规的康复治疗，大部分斜颈宝宝可获得满意疗效，疗效与肿块性质、治疗开始时间、治疗的频率、姿势管理等相关。常规的康复治疗方法包括局部温热敷、推拿、牵伸、运动疗法、姿势管理、家庭指导等。其目的是使肿块及早消散，防止肌纤维发生挛缩。

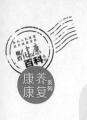

2. >1岁或经康复治疗效果不理想的斜颈宝宝可选择手术治疗。手术治疗的目的是避免并发严重的面部畸形、姿势性斜视和颈椎姿势异常等，术后一般需要颈托固定。解除固定后，根据需要，可以进行颈部姿势、功能的康复训练。

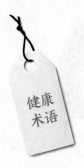

先天性肌性斜颈： 是一种常见的先天性肌肉骨骼疾病，主要以一侧胸锁乳突肌挛缩导致头向患侧偏斜、颜面向健侧旋转的头颈部姿势异常为特点，通常会引起颈椎活动受限，颜面、头颅、枕部不对称等，同时很可能合并有髋关节发育不良、斜视等问题。其发病原因尚不明确，可能与遗传、环境、宫内姿势等多种因素有关。

健康加油站

先天性肌性斜颈往往合并髋关节发育不良，发病率为 7%~20%，所以，医师通常还会建议斜颈宝宝再做髋关节超声筛查，以排除是否存在髋关节发育不良。出生 6 个月内的宝宝髋臼和股骨头主要为软骨，可以通过超声进行髋关节检查，避免 X 线拍片使宝宝受射线辐射。

（许建文 黄 琳）

8. 儿童**长短腿**需要治疗吗

在生活中，我们常常可以看到一些孩子，站立或走路姿势很奇怪，习惯斜着身体，一边肩膀高，一边肩膀低。很多家长错误地认为孩子们是故意没有好好走路，但真实的原因可能是孩子存在长短腿，也就是双下肢不等长。明显的双下肢不等长若长时间得不到矫正，会影响儿童的姿势，严重的还可能造成骨盆倾斜、脊柱侧弯等不良影响。

关键词

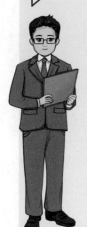

长短腿分为功能性长短腿和结构性长短腿。

1. 功能性长短腿 是指两侧腿实际长度相同，但看起来不等长，是姿势不当或肌肉力量不平衡等生物力学异常引起的，如单侧扁平足和股骨过度内旋、骨盆旋转、脊柱及四肢各关节错位等。此类长短腿并非结构真的有问题，大多数是可以通过训练矫正的。

2. 结构性长短腿 是指两侧腿实际长度不同，通常由于先天遗传、发育不良或后天疾病等引起，如小儿麻痹、外科手术、创伤（如股骨或胫骨骨折）及骨关节炎等。

多数人两侧腿可能会存在小于 4 毫米的长度差异，此类长短腿对身体的力学状态没有太大影响，无须治疗；如果两侧腿长度差异大于 7 毫米，可能会引发身体多部位代偿，导致各种不适，如腰背痛、膝踝关节痛等肌肉骨骼疼痛及足部发育异常、脊

双下肢不等长 姿势异常

柱侧弯、高低肩、骨盆倾斜等，此类明显的长短腿应及时干预治疗，避免引发并发症。

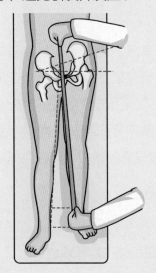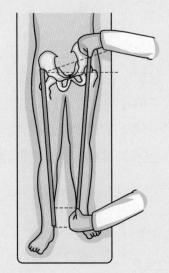

下肢相对长度测量方式

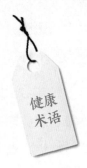

健康术语

双下肢不等长：是指双腿长度不一致，通常表现为一侧腿比另一侧短，是一种常见的体态失衡，轻微的双下肢不等长对身体的生物力学状态没有太大影响，不会感到不适。明显的双下肢不等长可导致身体多部位代偿、损伤和不适。常见的代偿部位包括脊柱、骶髂关节、髋关节、膝关节和脚踝。

　　针对儿童长短腿，康复治疗的目标是减轻症状、改善功能、预防进一步恶化。具体的康复治疗方法包括以下几方面。

　　1. 物理治疗　物理治疗师通过评估后制订相对应的康复训练计划，改善肌肉力量和骨骼发育。

　　2. 矫形辅具治疗　对于明显的长短腿，建议佩戴合适的矫形辅具，矫正腿部不等长。

　　3. 手术治疗　对于严重的双下肢不等长，康复训练及辅具不能有效改善，建议手术治疗。

　　4. 日常护理　定期进行体检，及时发现并处理问题。

（许建文　黄　琳）

9. 儿童**膝过伸**需要治疗吗

　　近年来，随着居民生活方式发生改变，久坐少动人群日益扩大，儿童及青少年也成了久坐少动人群之一。随着运动减少，肌肉力量发展会受影响，形成不良体态，影响儿童健康。膝过伸是常见的不良体态之一，很多家长并没有重视。异常体态持续时间越长，身体受到的危害就越大，因此膝过伸与人体健康密切相关。

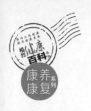

关键词

膝
过
伸

不
良
体
态

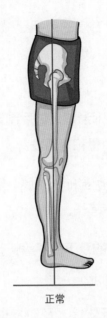

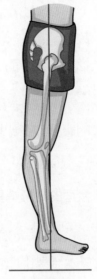

正常　　　　　　　　　　　膝过伸

膝过伸示意图

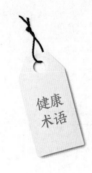

健康
术语

　　膝过伸：又称膝反张或膝反屈畸
形，是指在静止直立或行走时膝关节伸
展角度超过中立位。正常膝关节最大伸
直度接近0°，超过5°即为膝过伸。膝
过伸问题可导致幼儿膝关节前方软骨受
损，影响骨骼正常发育，可由先天性韧
带松弛、股直肌无力、股四头肌痉挛或
长短腿等引发。

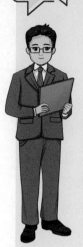

1. 膝关节的结构和功能 膝关节在结构上是由股骨下端、胫骨上端和髌骨构成的，是人体最大、最复杂的关节，主要活动是屈曲和伸展。膝关节的关节囊薄而松弛，周围有韧带加固，腘绳肌和股四头肌在膝关节屈伸运动中起主要作用。除此之外，膝关节还承担着负重的主要作用，在步态周期的支撑相与摆动相，负担着整个身体的重量。因此，膝关节的损伤或功能受限，直接影响转移、站立和行走。

2. 膝关节的角度 正常步行周期在站立中期膝关节屈曲 5°，而膝过伸患儿早期表现为膝关节缺少屈曲动作，站立时膝过于伸直。膝关节处于被动过伸位置，躯体为维持稳定性造成躯干前倾，就会形成异常的站立和行走步态。

3. 膝过伸的影响 长期膝过伸可导致胫骨前端受到过度挤压及负重，容易发展为创伤性关节炎。同时由于锁膝装置的异常，患儿在行走过程中躯干稳定性和平衡能力较差，容易发生摔跤等意外损伤，严重影响其独走能力和粗大运动功能，进一步对儿童的社会适应能力造成影响。

4. 预防膝过伸 3~6 岁是儿童生长发育的关键期，也是培养良好行为习惯的最佳时期。对儿童时期的不良体态应及早进行专业康复干预，防止不良体态的加重及继发损伤。

（许建文　施冬卫）

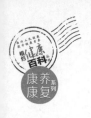

10. 儿童内八字步态
需要治疗吗

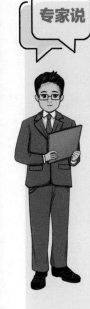

内八字步态指行走时两脚尖相互靠近，脚跟相互分开，形成一个内凹的形状，这种畸形会给孩子的生活和健康带来影响。内八字步态的形成与多种因素有关，包括遗传因素、骨骼发育不良、肌肉萎缩等。一些儿童在生长发育过程中，由于长时间站立或走路姿势不正确，也会导致内八字步态的出现。随着健康科普工作的不断推进，儿童内八字等异常步态问题受到越来越多家长的关注。

专家说

1. 内八字步态的形成　在儿童生长发育过程中比较常见，通常在幼儿时期出现，随着骨骼系统的逐渐发育，大多数情况下会逐渐得到改善，无须特殊的干预和矫正；然而对于一些儿童来说，由于在发育期神经、肌肉系统长期保持某一姿态，会形成运动记忆，如果在成长过程中不能得到及时干预，成年后内八字步态可能会持续存在；还有少数孩子的内八字步态随着年龄的增长，会由轻度发展至重度。在这种情况下，家长应及时咨询专业医师，通过详细的检查和评估来确定内八字步态是属于正常范围还是病理性问题，尽量做到早发现、早介入、早矫治。

2. 内八字步态对运动的影响 儿童内八字步态会降低幼儿行走时的安全性，增加跌倒的风险；另外，由于足部受力异常，影响下肢的整体力线，造成局部肌肉紧张和易疲劳，导致儿童及青少年运动能力降低。

3. 内八字步态对心理的影响 内八字步态对于儿童及青少年心理健康的危害，往往容易被家长们忽视，由于步态异常，导致他们很多活动不能参与或者参与性不强，可导致抑郁、烦躁、嫉妒、自卑等不良心理状态，进而也会影响孩子的学习生活。

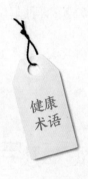

健康术语

内八字步态： 医学上也称为足内旋步态，是指儿童在行走时足纵轴向内侧旋转。

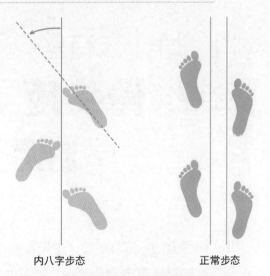

内八字步态　　　　　　　　正常步态

内八字步态与正常步态比较

矫正足垫、矫正支具、内八字绑带、矫正机能鞋等对于儿童内八字步态的矫正均具有一定疗效。

内八字步态的运动疗法主要包括下肢及足底相关肌力训练、平衡协调训练、本体感觉训练等，越早干预，矫治周期越短，矫正效果越好。另外，"踢毽子""盘腿坐"等运动及姿势体位对儿童内八字步态的调整也会有积极作用。内八字步态会改变身体正常的力线，受力方式的改变进而影响关节、肌肉、骨骼的正常发育。建议在运动疗法干预的同时，家长还应关注儿童的日常生活习惯，避免其他异常步态问题。

（许建文　施冬卫）

11. 为什么有些孩子在运动后会感觉**骨头疼**、**膝盖疼**或**腿疼**

儿童热爱运动，跑跑跳跳，生长发育也很迅速。我们经常会遇到一些青春期的孩子说自己运动后"骨头疼""膝盖疼"，疼痛的位置一般在小腿、膝关节周围，常常会被认为是"生长痛"。孩子运动后出现的"骨头疼""膝盖疼"到底是什么原因引起的，是否需要治疗，应该怎样做才能缓解？这是许多孩子和家长所关心的问题。

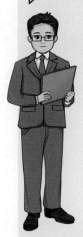

孩子"生长痛"常常是"胫骨结节骨骺炎"惹的祸。胫骨结节骨骺是胫骨上端骨骺向前下方延伸的舌形凸起。在运动过程中，由于股四头肌反复收缩牵拉，可对骨骺造成损伤，产生局部无菌性炎症、水肿或缺血，引起运动后疼痛，称为"胫骨结节骨骺炎"。

关键词

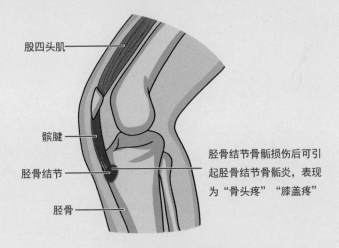

股四头肌

髌腱

胫骨结节

胫骨

胫骨结节骨骺损伤后可引起胫骨结节骨骺炎，表现为"骨头疼""膝盖疼"

胫骨结节骨骺炎示意图

这种情况多见于 11~15 岁运动频繁的少年，主要表现为痛、肿、活动受限。①膝盖前面疼痛：在运动或休息时，孩子可能会感到膝盖疼痛，尤其进行跑步和跳跃等活动时，这种疼痛可能随着活动的进行而加剧，不良的姿势（如长时间跪位）可使疼痛加重；②压痛：在膝盖下方的胫骨结节位置，触摸时可引起疼痛；③膝盖前部肿胀：在髌骨（俗称膝盖骨）以下、胫骨上方位置，可出现明显肿胀；④活动受限：疼痛

明显时可影响膝关节的正常活动，例如弯腿时因疼痛而引起膝关节活动受限。这种疾病有自愈倾向，一般18岁左右骨骺闭合后就不疼了，通常对孩子的身高没有明显影响。

胫骨结节骨骺炎患儿行磁共振检查有助于医师判断。如果孩子反复喊"骨头疼""膝盖疼"，或者疼痛程度较重，建议到医院专科就诊，结合影像检查有助于诊断，也有利于尽早排除"生长痛"以外的其他病变。

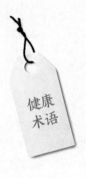

健康术语

胫骨结节骨骺炎：骨骺是骨骼发育的中心，在成长期尤为活跃，而胫骨结节骨骺位于胫骨近侧前方，与股四头肌髌腱相连。当进行剧烈运动时，股四头肌强烈收缩，通过髌韧带对胫骨结节骨骺施加拉力。长时间反复牵拉可能导致胫骨结节骨骺局部炎症、水肿、血液循环障碍，从而导致胫骨结节骨骺炎。

健康加油站

生长发育期的孩子运动后出现"骨头疼""膝盖疼"，大多数通过休息、冰敷、调整运动和康复训练等可取得良好效果。

在初期炎症阶段，如果疼痛明显，需要减少运动，结合理疗，必要时可佩戴膝关节护垫。

在运动康复阶段，主要目标是增强肌肉力量和弹性，缓解症状。随着年龄增长、生长发育停止，大部分胫骨结节骨骺炎可自愈，相关症状大多随之消失。

（许建文　吴　琳）

12. 为什么有些孩子运动后出现"**下腰瘫**"

在提高孩子综合素质的课外选项中，舞蹈一直是热门项目。近年来，参与舞蹈兴趣班的孩子呈低龄化趋势，然而鲜为人知的是，一个舞蹈训练中常见的下腰动作，却有可能导致儿童受伤甚至瘫痪。

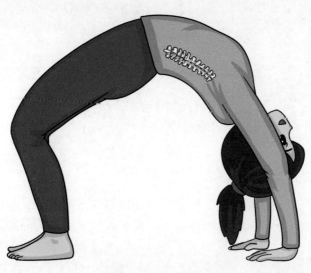

"下腰"（后屈）动作示意

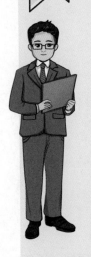

1. 好发人群 在国内，下腰瘫发病年龄主要集中在 3~10 岁儿童，近年来，舞蹈下腰已成为儿童脊髓损伤的首要致伤原因。

2. 发病因素 这个年龄阶段的孩子，骨化不完全，加之孩子脊髓可牵拉长度较小，脊柱易于牵拉，而脊髓不易于牵拉，这两者牵拉长度的差异，导致易于形成这种损伤。下腰时由于脊髓的纵向牵拉，会导致里面的微血管损伤，另外，下腰时会出现过度后伸的情况，导致胸椎出现小关节的滑移，可造成脊髓横向挤压。纵向的牵拉和横向的挤压会导致广泛的脊髓水肿，使小血管出血，造成脊髓神经损伤，以致瘫痪。有隐性脊柱裂、脊髓栓系综合征等脊柱先天异常的儿童容易发生脊髓损伤。缺乏专业培训、行业准入不规范的培训机构，对孩子的生理特点认识不足，训练过程中急于求成，容易发生脊髓损伤。

3. 注意及早诊治 脊髓损伤黄金救治时间在 8 小时内，一旦发现应早期给予硬性支具外固定，稳定脊柱，利于脊髓神经功能恢复。

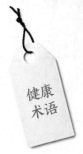

健康术语

儿童急性过伸性脊髓损伤：是指儿童反复或持续过伸脊柱后出现的急性胸腰椎无骨折脱位型脊髓损伤，主要发生在舞蹈下腰训练中，也称儿童下腰瘫。发病特征为在反复或持续过伸脊柱过程中出现腰痛、下肢疼痛、下肢感觉异常及无力，乃至大、小便异常。

目前，脊髓损伤仍缺乏有效治疗措施，提前预防是减少"下腰瘫"的最好途径。孩子在运动过程中，若出现任何脊髓神经损伤症状或者不适，建议其立即平卧制动休息，不能坐起、站立，更不能继续训练，以防止脊髓神经损伤加重及二次损伤，并应立即到医院就医。

教育部在开展中小学生校外培训"安全守护"专项行动中，针对舞蹈、体育等以身体训练为主、较易出现伤害风险的培训活动，做出校外培训安全提醒"五不要"：一不要在无安全保障的情况下进行培训；二不要过早对孩子进行过强柔韧训练；三不要过度对脊椎和腰部做外力挤压；四不要做过高难度系数的训练；五不要让孩子练习与身心健康不符的内容。

（许建文　卢　川）

13. 孩子**全身肌肉松软**
需要注意哪些疾病

在日常生活中，有时会有一些全身肌肉松软的孩子，不少家长误认为是缺钙所致，以为晒太阳、补补钙就会让孩子变得有力起来。事

实上，除了缺钙外，还有许多疾病会引起孩子全身肌肉松软，需要引起家长警惕。

营养不良 神经系统疾病 肌肉松软

专家说

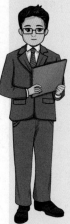

引起孩子全身肌肉松软的原因通常可分为生理性和病理性两大类。

生理性原因主要见于韧带松弛或不经常锻炼或肥胖体型者，由于肌肉没有得到力量训练，会表现得比较松软；肥胖的孩子由于皮下脂肪较厚，肌肉摸起来质软。这部分孩子大多通过加强锻炼、减肥是可以恢复肌肉正常状态的。

病理性原因则有很多，常见的有以下几方面。

1. 营养不良 蛋白质可以帮助人体保持皮肤弹性。如果孩子因贫血或低蛋白血症造成营养不良、消瘦，会出现肌肉松软。

2. 神经系统疾病 比如脊髓神经受压损伤、急性炎症性脱髓鞘性多发性神经病、重症肌无力等会影响肌肉的控制和力量，均可造成神经肌肉营养障碍而发生松软。

3. 脑瘫或发育迟缓 不随意型或共济失调型脑瘫及发育迟缓的孩子，有时会表现为四肢肌张力低下、全身肌肉松软。

4. 自身免疫性疾病 主要是由于免疫系统异常攻击自身组织，导致自身组织受损，引起肌无力，如肌炎等。

5. 内分泌系统疾病　如甲状腺功能减退症由于甲状腺激素分泌不足可能导致肌肉松软和无力。

6. 遗传代谢性疾病或基因病　主要由于某些物质代谢异常或先天基因缺陷导致肌肉运动障碍，从而引起肌无力，如脊髓型肌萎缩是常染色体隐性遗传，进行性肌营养不良是 X 连锁隐性遗传。

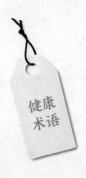

健康术语

肌肉松软：是指孩子平静卧于床上，检查者触摸其肌肉，若发现肌肉松软而无弹力，肌腹移动程度增大，即为肌肉松软。此种肌肉常失去正常隆起度，外观也变得平坦。肌肉松软是静止时肌张力减低的征象。

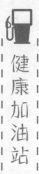

健康加油站

如果孩子出现全身肌肉松软的情况，建议家长应及时带孩子到医院就诊。医师根据需要进行体格检查、神经系统评估、血液检查、肌电图、核磁共振等检查，尽可能明确问题的根源。除此之外，家长还应关注孩子的日常饮食和运动，确保他们获得足够的营养和适当的运动，积极支持和鼓励孩子遵循医师的治疗建议和康复计划，以促进肌肉组织健康和全面发展。

（许建文　施冬卫）

第五章

儿童语言与听力障碍康复

一

言语障碍的
康复

1. 为什么说
"贵人语迟" 不科学

孩子三四岁了还不太会说话，有的家长会觉得这是"贵人语迟"，孩子说话越晚越聪明，长大就好了。所谓"贵人语迟"很可能是语言发育迟缓，且成因多样。当儿童出现说话晚的现象时，家长应该给予足够的关注，遵循早发现、早诊断、早干预的原则，为孩子提供必要、合适的康复治疗。

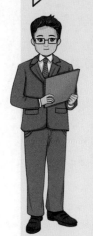

专家说

儿童的语言发展遵循一定的规律，在不同的时期，儿童会有不同的发展状态。儿童语言发展的里程碑见下表，包括语言表达和语言理解两个方面。当儿童在对应阶段不能达到儿童语言发展的里程碑，落后于同龄正常儿童，即可能存在语言发育迟缓。

由于儿童语言发育个体差异较大，语言障碍的诊断一般针对 4 岁及以上儿童，因此，针对 4 岁以前语言发育大幅度落后于同龄人的儿童，使用语言发育迟缓诊断。研究显示，大约 50% 的语言落后儿童在 4~7 岁以后语言能力可赶上同龄人，达到正常水平，这种现象称为语言成熟晚。虽然他们会学得慢一些，但随着时间的推移，仍能理解和形成语言的基本知识。如果这些基本技能没有发展，需要考虑儿童存在语言障碍的可能。

儿童语言发展里程碑

年龄	语言表达方面	语言接受方面
10周	社会性微笑	能察觉到环境中的声音,例如出现意外的噪声,可能会吓一跳或大哭一场;对新的温和的声音会做出"安静"的反应
12周	社会性发声	会对安慰的语调做出反应
6个月	能够追随大人的视线,看大人正在看的方向。可以通过声音或手势表达自己的意图,也可以发出非常"紧急"的声音来激励大人采取行动。开始咿呀学语,可以发一些音,如双唇音"p""b""w"和"m"	对不同音调的声音作出反应
8个月	各种辅音的发音,对人、周围环境和玩具表现出持续的兴趣	听到不同的声源会跟着转头,认出熟悉的人或事物的名字(如"爸爸""眼睛""电话""钥匙""车"),并开始以点头、摇头或者简单的手势回应要求
12个月	喃语、模仿发音和声音,表示"拜拜"的手势	知道自己的名字,知道"不"的含义和少量其他单词的含义,执行一步指令
18个月	能说3~6个字	能够在口语要求中选择对象并指向身体部位(至少一个),并可以在交谈中遵循简单指令
21个月	有一个字词至最长两个字词的词汇表达能力,词汇量50~100个,能使用语言进行基本交流表达	可以理解一系列单个词语和简单短语
2岁	尝试把字词连起来,命名图片	能够执行包含两个关键词的指令
2岁半	可以2~3个字词连接在一起表达,出现复杂句子	可以通过使用识别日常物品,并喜欢简单、熟悉的故事

年龄	语言表达方面	语言接受方面
3 岁	能命名 4 张图片，能命名至少 1 种颜色	可以开始理解更长、更复杂的句子，理解指令中的 2~3 个关键词；可以理解过去时和现在时的时间单词
4 岁	能表达出至少 4 个单词的定义，说出至少 4 种颜色	能接受 3 个口语概念的说明
5 岁	使用更多类似成人的语法结构虽然仍然存在一些错误，但在大多数情况下是可理解的	除了含混不清的会话外，能理解大多数日常会话交谈内容
5 岁半	在与熟人的言语活动中，想象、叙事及再创造能力获得迅速发展	可以理解简单的笑话和双关语等语言形式中隐含的含义

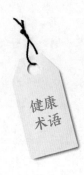

健康术语

语言发育迟缓： 是指在语言发育过程中，语言发育遵循正常发育顺序，但落后于正常发育速度，未达到其年龄相应的水平，不包括由听力障碍、孤独症等明确障碍类型引起的语言问题，表现为语言理解和 / 或语言表达出现问题。

健康加油站

　　语言发育迟缓儿童的问题主要表现为语言理解和言语表达两方面，其中表达性语言落后尤为明显。从语言理解方面来看，多表现为词汇获得晚，词汇提取、记忆、运用困难；语言符号理解运用能力差，可表现为鹦鹉学舌，应答能力差，开启和转换话题困难。言

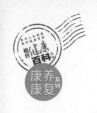

语表达方面，语迟儿童有意义音出现晚（多会在 2 岁后），表达性词汇量少，回答问题逻辑性、完整性、连贯性差且存在构音障碍，并且语迟儿童语法形态错误多，存在语畅问题。大部分儿童经过规范的言语语言康复训练后，语言发育迟缓能得到明显改善。因此，一旦发现孩子语言发育有滞后，应该尽早进行干预。

为何说"贵人语迟"不科学

（万　勤　崔雨琦）

2. 为什么有些孩子
说话不清楚

在日常生活中，我们经常会遇到一些学龄前或学龄阶段的孩子说话含混不清。经过医院检查，发现这些孩子的智力、口腔和听力等方面都没有问题。有些家长会错误地认为，随着年龄的增长，这些问题便会自然消失，但事实可能并非如此。在功能性语音障碍的儿童中，有些发音错误可能会伴随孩子的整个学龄期，甚至成年。这会对他们的语言能力产生负面影响，导致他们变得内向、自卑，影响正常的社会交往。

在儿童言语语言发育过程中，声韵母的习得遵循一定的规律，是一个循序渐进的过程。大部分儿童在3岁左右会习得绝大部分韵母，在5~6岁会习得所有声母。

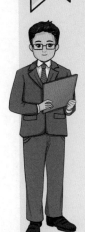

以汉语为母语的儿童，韵母的发展顺序大致遵从单韵母（如 /a/、/o/、/e/、/i/、/u/、/ü/）、复韵母（如 /ai/、/ao/ 等）、鼻韵母（如 /an/、/ang/ 等）的顺序；声母的习得顺序，根据年龄大致可分为下图所示的五个阶段。

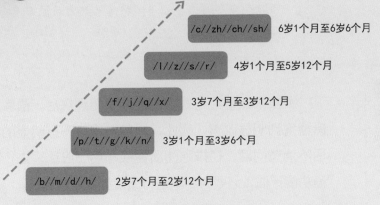

/c//zh//ch//sh/	6岁1个月至6岁6个月
/l//z//s//r/	4岁1个月至5岁12个月
/f//j//q//x/	3岁7个月至3岁12个月
/p//t//g//k//n/	3岁1个月至3岁6个月
/b//m//d//h/	2岁7个月至2岁12个月

声母习得顺序的五个阶段

在儿童习得音位的过程中，由于尚未掌握某些音系规则，或构音技能不成熟、尚未适应协调构音动作等原因，他们往往会表现出一些发音错误，例如临床中常见的将"哥哥"说成"dede"

等。但需要注意的是，并不是儿童只要一出现发音错误，就是语音障碍。只有当儿童的发音错误持续时间达到 3~6 个月，且此种错误在超过某特定年龄之后依旧没有消失时，才会被认为存在语音障碍。

建议儿童 4 岁以后，如果仍然存在明显的发音错误，应及早进行专业的言语训练，避免发音不清的问题影响儿童的性格和社交，让小朋友真正摆脱"讲话不清楚"这个小尾巴。

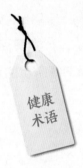

功能性语音障碍：是指构音器官无明显结构或神经肌肉异常，无听力异常，语言发育可达 4 岁以上水平，但出现持续的发音错误，且发音错误在超过某特定年龄之后依旧没有消失的状态。

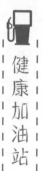

大部分儿童经过规范的言语康复训练后，语音障碍能得到明显改善。因此，一旦发现孩子有明显的说话不清楚问题，在排除器质性疾病后，应尽早进行言语功能评估，必要时尽早进行康复训练。

孩子为什么口齿不清

〔万　勤　杨闪闪〕

3. 儿童**语言发育迟缓**的
原因有哪些

在日常生活中，我们经常会遇到一些学龄前儿童在语言能力方面相较于同龄人有所滞后，而其他方面并未发现明显问题。有些家长可能会错误地认为，随着年龄的增长，这些语言问题会自然消失。实际上，若不及时对语言发育迟缓儿童进行干预，这些语言问题可能会伴随他们进入学龄期，对儿童的个性、社交和学习等各方面产生负面作用，影响儿童的正常生活。因此，了解语言发育迟缓的影响因素，早发现、早诊断、早干预至关重要。

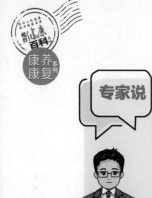

专家说

　　1. 了解儿童语言发育的不利因素　儿童语言发育受先天危险因素和后天语言环境的综合影响。先天危险因素包括孕期感染史、早产、窒息史、语言迟缓遗传史等。后天语言环境包括主要照护人及父母文化程度、家庭社会经济状况、主要照护人与儿童交流情况、屏幕暴露时间、喂养方式等影响因素。在儿童发育过程中，主要照护者为祖父母或其他人的儿童更容易发生语言发育迟缓。人工喂养、父母受教育水平低、家庭经济状况不佳、初次屏幕暴露年龄小、每日屏幕暴露时间长、主要照护人与儿童交流少等，都是不利于儿童语言发育的危险因素。

　　2. 早发现、早干预　2岁以后语言发育迟缓儿童更容易合并动作发育迟缓、社交能力差等其他问题而非单纯语言问题，而这种非单纯语言问题往往无法自然好转。因此，一旦发现或怀疑儿童语言发育迟缓，应尽快到医院评估、及时进行康复训练，避免因语言能力落后而影响儿童的正常生活。

（万　勤　汤芷欣）

4. 儿童口吃怎么训练

大部分儿童 2 岁之前经常出现音素重复（如"mmmm- 妈妈"）、3~5 岁偶尔出现在句中的词语重复（如"苹果 - 苹果树上有鸟"）、赘加（如"我们，嗯，就去玩那个滑梯吧"）等，这是儿童言语流利性发展的正常现象。一般情况下，口吃儿童的发音器官发育是正常的，也极少有其他神经系统障碍，是可以矫正的，而且矫正越早，效果越好。

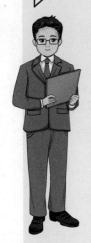

部分 1~3 岁儿童在情绪激动或紧张时，词汇表达往往跟不上思维速度，这时常会出现阶段发育性口吃。不过随着言语 - 语言技能的发展，阶段发育性口吃会自行消失。如果儿童口吃现象表现持续半年以上且无减轻的迹象，建议家长带儿童到康复医学科或儿童保健科等医院相关科室就诊，必要时进行康复干预。6 岁以后，儿童口吃常常表现为持续和固定的形式，需要接受系统的言语治疗。言语治疗师可通过以下几种方式来提升儿童的言语流畅性。

1. 改善亲子互动沟通策略 言语治疗师教授家长、教师等与儿童沟通中的互动策略，如不要轻易打断儿童讲话、使用适合儿童的语言、给予适当的反馈、教授儿童停顿技巧、家庭轮流说话等策略。家长通过在日常沟通中应用这些策略，为儿童能轻松、流畅地说话提供支持。

2. 重塑正确的言语产生方式　言语治疗师可通过调整语速、延长元音部分的发音时间、强调发音时构音器官运动的放松和言语中应保障充足持续的呼吸支持等方法，整体改变儿童已有的言语产生功能，从而重新塑造流畅的言语产生方式。

3. 提升口吃管理能力，减少恐惧　言语治疗师会系统教授儿童在口吃发生过程中采用取消、故意口吃和保持放松等方式来处理口吃时语音的中断、对口吃的恐惧等情况，提升对口吃及时改正的能力。

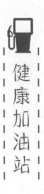

健康加油站

看着孩子想说但又说不出来很难受，家长该怎么办？

1. 家长要让孩子知道，口吃没什么，它不是说话错误，是被允许的。

2. 相较于表达的流畅性，家长应将注意力集中在沟通的内容上，在交谈中要给足孩子说话的时间。

3. 家长应该学习关于口吃的知识，帮助孩子成为他们自己的言语专家，避免认知误区带来的焦虑。

4. 家长是孩子说话的"安全港湾"，不要告诉孩子应该怎么做（如"慢慢说""想好再说"），而是让孩子告诉你他 / 她需要什么样的支持。

5. 如果儿童已经开始接受言语流畅性康复训练，家长不要在生活中总是提醒孩子使用说话技巧，应区分生活交流和言语练习的时间。依据已有研究，口吃的自愈率为 75%~85%，家长在面对孩子存在口吃问题时，要有耐心和信心，只要及时地进行训练，大部分口吃是能够得到矫治的。

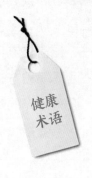

口吃： 是一种语言流利性障碍，通常出现在儿童言语 - 语言技能习得过程中，音节和音素的重复、拖延、卡阻是其常见临床表现，并可出现伴随行为（如说话不流利的同时会出现挤眼、搓手、跺脚等行为。

（万 勤 李嘉莹）

5. 孩子**不说话、不和同龄小伙伴玩耍**怎么办

在日常生活中，我们经常会遇到一些"不合群"的孩子。其中，有些孩子是因为体质弱，缺乏活动的持久性和耐性，常常被同伴蔑视，继而通过回避社会和人际交往来保护自己所致；有些孩子是因为先天性格内向、适应能力差所致；当然还有一些孩子可能是因为存在语言发育迟缓，甚至孤独症谱系障碍等社交沟通障碍所致。无论是何种原因引起，问题一旦出现，家长均应该引起重视，尽早带孩子去医院找专科进行系统评估和康复治疗。

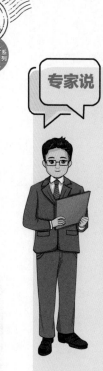

性格内向或体质弱的儿童，通常能正确理解他人的语言、表情、肢体动作等，但由于他们的交往需求得不到有效满足，进而出现逃避、敏感、恐惧、焦虑等情况。而孤独症谱系障碍起病于发育早期，多在30~36个月以内起病，以缺乏社会交往、语言交流和游戏兴趣，刻板重复动作、强迫保持生活环境和方式为特征。此类儿童往往对他人不在意，没有目光的对视，也不会理睬他人呼唤，情绪不稳定、不受控，情感淡漠，甚至对父母也并无依恋。

1. 重视父母陪伴 在儿童生长发育进程中，若因父母长期缺席导致孩子缺乏安全感、性格内向，不愿与人沟通交流，或父母未给孩子营造良好的家庭语言环境等，都可能造成孩子不愿说话、性格孤僻的情况出现。

2. 对标儿童发展一般规律 儿童发展不是一蹴而就的，而是遵循一定规律，是一个循序渐进的过程。家长们需要对儿童标志性行为与能力的"成长里程碑"了然于心，并根据"成长里程碑"时刻关注儿童语言、情绪、行为等方面的发展，做到早发现、早诊断、早干预。

3. 早发现、早干预 若儿童3岁以后，仍然存在明显的社交、沟通问题，应尽早到医院相应专科进行评估诊断，并及时给予康复干预，避免孩子错过"早期干预黄金期（0~6岁）"，导致治疗效果大打折扣。

（万　勤　黄铄媛）

6. 为什么**唇腭裂**儿童需要言语语言康复训练

唇腭裂大多可通过外科手术获得良好的修复效果，但这并不意味着就万事大吉了，事实上 30%~50% 腭裂术后儿童的发音质量不容乐观，可能出现鼻音重、说话不清晰等问题。若不及时进行言语语言康复训练，随着年龄的增长，患儿可能会因为长期的发音问题而逐渐不愿意与其他小朋友沟通交流，进一步产生自卑、焦虑等心理问题，严重影响儿童的身心健康发展。

专家说

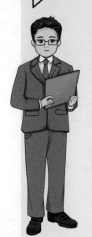

1. 结构修复不等于言语语言功能正常 唇和上腭均是重要的构音器官，唇腭裂儿童由于先天缺陷，言语功能的发展受到限制。在手术治疗后，唇和上腭的结构修复几近正常，但是其功能可能并未立刻得到恢复，导致儿童术后仍可能会出现不同程度的发音异常，例如由于腭咽闭合不全，在发 /i/、/u/ 这些非鼻音时，听感上鼻音很重，发 /p/、/t/ 这些口腔压力性辅音时，还容易出现鼻漏气、喉塞音等异常发音情况。因此，唇腭裂术后儿童接受言语语言康复训练十分必要。

2. 精准评估指导有效训练 言语语言康复训练通过对唇腭裂患儿的发声、共鸣、构音等功能进行评估，为其制订科学的个性化言语康复方案，帮助其

解决发音问题，提高语音清晰度，为日后正常的口语沟通奠定基础。

3. 术后尽早接受言语语言康复训练　大部分唇腭裂儿童在接受言语 - 语言功能康复训练之后，能够明显改善构音、共鸣等方面的异常，提高语音清晰度。建议唇腭裂儿童术后尽早进行言语 - 语言功能康复训练，尽量避免因延误治疗时机而影响儿童言语功能恢复与身心健康发展。

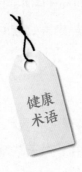

唇腭裂： 由于先天发育异常或创伤导致患儿颌面部畸形，不仅使患儿发生容貌畸形，还会导致其言语功能障碍，严重影响生活质量。

（万　勤　左　静）

7. 为什么有些孩子**读书**时 总是**漏字、颠倒字**

有的家长经常抱怨孩子写作业时错字连篇，阅读时跳行漏字或者加字、颠倒字，写作文和做数学应用题困难，但检查视听觉没有问题，智力发育也正常。家长需警惕，孩子可能罹患阅读障碍。

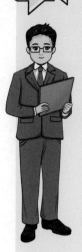

阅读障碍是学习障碍中最常见的类型，其原因较复杂，可能存在脑部结构及功能问题，部分患儿有大脑神经回路受损；另外，与遗传也有一定关联。此外，后天的生活环境，包括阅读、语言、教育环境也是不可忽视的因素。阅读障碍主要表现为以下三个方面。

1. 识字方面 认字与记字困难；错别字连篇；混淆形近和音近字；学习拼音困难；颠倒字的偏旁部首。

2. 阅读方面 朗读时增减字，甚至跳行；随意阅读，逐字阅读慢；听写成绩差；阅读和抄写速度慢；书面表达困难；完成数学应用题困难。

3. 行为方面 注意力不集中、多动；做事容易反应过度；仅能掌握一小部分看到或听到的事情；掌握事物的顺序困难；掌握时间概念、辨析方位距离困难；常有感觉统合失调，如动作笨拙，易跌倒、摔跤等。

家长可以采用以下方法来改善孩子阅读障碍，比如亲子阅读，帮助孩子克服识字困难，并逐渐过渡到自主阅读；玩词汇游戏，帮助孩子扩充词汇量；玩视听觉辨别游戏，提高孩子视觉辨别能力；与老师及时沟通，适度降低其学业要求及书写任务等。

在干预方面，对于刚接触语文学习的孩子，家长应多予以鼓励和支持，帮助孩子建立阅读自信，培养良好的阅读习惯。如果孩子已经出现上文所提及的阅读障碍表现并明显影响其学习，家长应正视孩子的问题，与老师充分沟通，并尽早带孩子前往医院评估，进行针对性的康复训练，尽可能地对孩子的阅读障碍进行矫治。

阅读障碍　学习困难

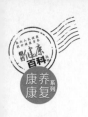

关键词

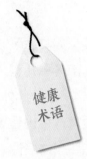

阅读障碍：一般指发展性阅读障碍，是指智力正常的儿童在发展过程中没有明显的神经或器质性损伤，而阅读水平却显著落后于其相应智力水平或生理年龄的现象，它是一种神经发育性障碍。

（胡继红　袁丽平）

8. 为什么有些儿童
会患**选择性缄默症**

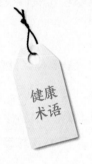

选择性缄默症：基本特征是儿童的语言理解和表达能力均正常，却在某些特定的、需要言语交流的场合保持沉默不语，且这种情况持续 1 个月以上，多在 3~5 岁时起病，女童多于男童。选择性缄默症被认为是一种严重的焦虑障碍，共患病多见，通常伴焦虑、对立、沟通障碍等问题。

你身边是否有这样的孩子，在家中或在熟悉的人面前能正常讲话，但在外界场合和陌生人面前完全不开口说话。如果这些孩子的智力发育、口腔和听力功能都是正常的，那么就要考虑孩子可能患选择性缄默症。

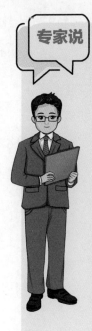

选择性缄默症会影响孩子的正常社交，干扰学业，阻碍性格发展，导致一系列的情绪和心理问题。目前主流观点认为其是多因素相互作用的结果，主要相关因素如下。

1. 环境因素 选择性缄默症可能与父母过度保护或严格要求、存在家庭冲突、生活环境的转变、带养人过度言语替代等不良因素有关。

2. 遗传因素 有部分选择性缄默症患儿的主要家庭成员同样存在缄默现象。如果父母存在社交恐惧症及回避型人格障碍，那么孩子患选择性缄默症的概率更高。

3. 个人因素 选择性缄默症儿童常常有某些特殊素质及行为特征，如胆小、过分害羞、回避新奇、社交焦虑、违拗等。

4. 其他 神经发育因素被认为是选择性缄默症的重要病因之一，部分选择性缄默症患儿存在听觉处理功能障碍，易受自己声音的干扰，难以在说话的同时处理传入声音的信息，进而通过沉默来适应其听觉处理问题。

选择性缄默症预后良好，经过治疗大多数可以在数月至数年内恢复。一旦发现患儿在某些需要言语交流场合保持沉默不语，家长应引起重视，尽早到医院进行评估诊断，并采取针对性干预。家庭和学校需与医院联合，帮助患儿减轻病症。

　　目前选择性缄默症尚无统一治疗方案，原则上以心理治疗为主，结合语言训练，辅以药物治疗。对选择性缄默症的心理治疗，主要以缓解患儿的内心冲突为主要目的。家庭和学校应给予患儿肯定与支持，允许孩子采用非言语的方式沟通，帮助孩子积极主动与环境发生互动交往。

（胡继红　袁丽平）

二

听力障碍的
康复

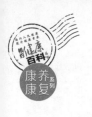

9. 新生儿听力筛查
没通过，家长该做什么

关键词

听力筛查 听力损失

婴幼儿期听力损失可影响患儿的言语、认知及情感发育，严重者可导致聋哑，给家庭和社会带来沉重的负担。当新生儿宝宝听力筛查没有通过时，家长应该怎么做呢？

专家说

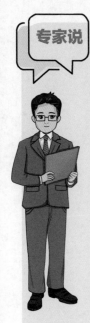

1. 重视听力筛查　目前新生儿听力筛查在我国已普遍推行，每个新生儿都需进行听力筛查。那么新生儿听力筛查初筛未通过，就提示新生儿有听力损伤吗？不一定！当新生儿第一次听力筛查没通过时，家长需要在宝宝出生后 42 天左右进行听力复筛。

根据相关研究，90% 左右初筛"未通过"的新生儿可以在复筛时通过。如果自身或外界的有害因素持续存在，宝宝也有出现迟发性听力损害的可能，那么家长在生活中应密切观察宝宝的听力及言语、语言发育情况，如发现有问题需及时到医院检查。

2. 听力学诊断要趁早　如果 42 天复筛仍没有通过，并且排除了耵聍栓塞、环境、耳机位置等因素的影响，就需要在 3 月龄左右到耳鼻喉科进行更全面、准确的听力学诊断评估。一旦宝宝确诊存在先天性感音神经性听力损失，应尽早（6 个月内）积极接受早期听力康复干预。

3. 高危儿需重视听力问题 对于重症监护室的早产新生儿和具有听力损失高危因素的宝宝，如果听力初筛未通过，需直接到听障诊治医疗机构进行诊治。具有听力损失高危因素的宝宝，即使听力筛查通过，也需在宝宝出生后 3 年内每年至少随访 1 次，在随访过程中怀疑有听力损失时，需及时到听力障碍诊治机构就诊。

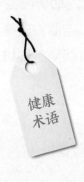

健康术语

新生儿听力筛查：是通过耳声发射、听性脑干反应和声阻抗等电生理学检测，在新生儿出生后自然睡眠或安静状态下进行的客观、快速和无创检查。目前我国使用的新生儿听力筛查的检测方式主要有耳声发射和自动听性脑干反应，筛查的结果都以"通过"或"未通过"表示。

健康加油站

如果宝宝被确诊存在听力损失，应尽早干预，出生 6 个月内进行科学干预和康复训练，绝大多数宝宝日后可以培养出语言交流功能。目前我国多地已实行新生儿听力与耳聋基因联合筛查，可以早期发现遗传性耳聋，尽早治疗。对于检出耳聋基因突变携带者，其本人及直系亲属需在婚育前进行遗传咨询。

（胡继红　袁丽平）

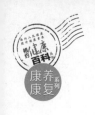

10. 儿童听力有问题，
助听器与人工耳蜗
该怎么选

　　孩子即使听力有问题，如果能早期选择适配的助听器或者人工耳蜗，并接受规范的听力言语康复，后期是可以与他人进行言语交流并融入学校和社会的。那么，助听器和人工耳蜗到底该如何选择呢？

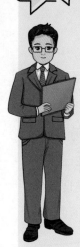

专家说

　　助听器和人工耳蜗主要有以下几方面区别。

　　1. 刺激方式和感觉机理不同　助听器是一个电声放大器，利用患儿残存听力使其听到放大的声音，而人工耳蜗是一个电子装置，代替人体听觉器官（包括外耳、中耳、内耳），无须依靠残存听力，但需听神经接收电信号使大脑产生"听力"的感觉。人工耳蜗植入后患儿听到的每个声音是一种电刺激感觉，需要通过学习和训练来将这种感觉转换成对声音的理解，进而建立一对一的条件反射。两者在听力补偿上各有利弊，人工耳蜗在高频补偿方面更有优势，助听器则在低频补偿方面相较人工耳蜗更胜一筹。

2. 适用人群不同   对于婴幼儿，为了不影响其语言发育，一经确诊听力损失，应尽早验配助听器。助听器适合于轻度至重度听力损失的患儿，即患儿还有残余听力。重度听力损失患儿试配 3~6 个月助听器后效果不满意和极重度听力损失患儿，建议进行人工耳蜗植入。我国人工耳蜗植入标准为平均听力损失在 80 分贝及以上。人工耳蜗植入年龄通常为 1~6 岁，植入年龄越小效果越佳，不建议 6 个月以下的患儿植入人工耳蜗；6 岁以上的儿童或青少年需要有一定的听力言语基础，如孩子从小佩戴助听器和进行听觉语言训练，后续语音发育可以接近正常。

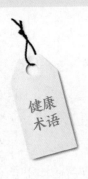

健康术语

听力障碍： 是指听觉系统中的传音、感音及对声音综合分析的各级神经中枢发生器质性或功能性异常，而导致听力出现不同程度的减退。听力障碍患儿的听力代偿手段包括助听器和人工耳蜗两种，可根据病情严重程度和年龄进行合理选择。

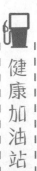

健康加油站

助听器和人工耳蜗单模式选择在听力障碍患儿中应用成熟，随着人工耳蜗技术的发展和对双耳听觉优势的深入研究，重度听力障碍患儿同时佩戴助听器和人工耳蜗的双耳双模式不断开展和探讨，即一侧耳植入人工耳蜗、对侧耳佩戴助听器。研究表明，双耳双模式聆听可让患儿的听觉分辨和语言功能发育更好。

（胡继红　袁丽平）

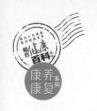

11. 为什么孩子**佩戴**
助听器或**植入人工耳蜗**
后还需要进行康复训练

　　佩戴助听器或者植入人工耳蜗是改善听力障碍儿童听力的有效手段。有很多家长会问，孩子已经佩戴助听器或植入人工耳蜗，能够听见声音了，应该自然而然就能说话了，为什么还要进行康复训练？

专家说

　　儿童的听觉能力发展是一个复杂连续的过程，具有一定的阶段性特征。听觉能力发展分为四个阶段，即听觉察知、听觉分辨、听觉识别、听觉理解。听觉察知是最基础的听觉能力，这个阶段孩子能察觉声音的有无，但不明白声音的意义；听觉分辨阶段的孩子可以分辨出不同的声音；听觉识别阶段的孩子能从不同意义声音中辨别目标声音；听觉理解阶段是听觉能力的较高水平，能理解说话声音的内容，让对话交流成为可能。

　　佩戴助听器或植入人工耳蜗帮助听力障碍孩子听见了声音，能让孩子感觉到声音的有无，但这些孩子的听觉发育较正常孩子是远远落后的，即使听见声音，但辨识和理解存在障碍，也就是说孩子能"听见"，但不等于"听清""听懂"。因此，听觉康复是非常有必要的。除了帮助孩子解决"听"的问题，我们还需要帮助孩子实现"能说""说清""会说"。发生在任何年龄阶段的听力损失都会对儿童的听觉和言语发育产生影响。由于听力障碍孩子长期不发声，发音器官会出现僵硬、不协调等情况。因此，听力障碍儿童还需要进行言语康复。

健康加油站

家庭和机构康复相结合是听力障碍患儿听觉言语训练最佳的康复模式。专业的训练机构给予准确的评估和制订符合孩子特点的干预治疗方案，家庭需要将机构的训练内容应用到日常生活中不断进行重复和泛化，家长积极参与培训学习，可大大促进孩子语言能力的提升。

（胡继红　袁丽平）

12. **听力障碍**儿童如何康复

助听器和人工耳蜗的应用帮助听力障碍儿童听见了声音，但是孩子往往不能"听清""听懂"，难以通过正常的口语表达来实现与人的交流。因此，听觉言语康复成为听力障碍儿童家长迫切需要的干预项目。

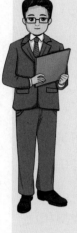

关键词

听力障碍 听觉言语康复

　　听觉言语康复是听力障碍儿童康复的核心内容，在康复过程中，首先，需要帮助孩子听到清晰的自然声和言语声。在这一阶段，康复训练需要帮助听力障碍儿童意识到声音的存在及其重要性，并习惯使用听觉去感知和认识周围事物。然后，再进一步促进听觉其他阶段能力的发展，为学习语言提供基础。

　　其次，在听力障碍儿童有良好的听觉能力基础上进行有意义的言语和语言学习。在这一阶段，需遵循儿童的语言和言语发育规律，帮助听力障碍儿童正确理解、表达语言中的音、义、法，并且掌握语言实际运用能力。训练遵循从易到难、从简单到复杂循序渐进的过程，从简单的手势模仿、听音指认、嘴型模仿、语音模仿等开始，从单词的积累逐步过渡到词组、短句、长句、场景表达等，实现螺旋式提升。同时也强调在日常生活场景中帮助孩子发展言语能力，促进其社会参与。另外，对于不能完整、正确地发音或有错误发音习惯的听力障碍儿童，还需要进行言语矫治训练。

　　家庭是听力障碍儿童最早接触的有声语言环境，也是他们通过自然途径学习语言的最佳场所，家长可以在日常生活中帮助孩子最大限度地练习、应用听觉和言语技能。

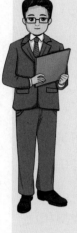

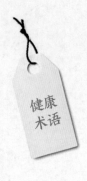

健康
术语

听觉言语康复：是通过有目的、有计划地进行听觉、言语、语言能力训练，让听力障碍儿童最大限度地开发利用自己补偿或重建的听力，培养其良好的聆听习惯，以及感受、辨识、记忆和理解声音的能力，从而培养他们的口语表达能力，进而获得有声语言。

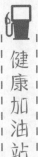

健康加油站

听力障碍宝宝出生后 6 个月内干预效果最佳，该小月龄段宝宝听力康复主要是听觉训练，如多与孩子面对面说话，让他感受声音的存在、产生良好的沟通交流意愿。利用不同声音频率的多种类有声玩具在宝宝耳边给予声音刺激，音量由小到大，寻找孩子出现反应的频段，后续训练刺激可以从这个频段开始后逐步扩展，训练的声响也慢慢降低。单次声音刺激的时长为 1~2 秒，每次训练时长 3~5 分钟，每日数次，在孩子精神状态比较好的时候进行，随着孩子年龄的增长，逐步增加训练时长和内容。

（胡继红　袁丽平）

第六章

儿童康复的营养支持

营养与康复

1. 为什么**儿童营养不良**
会影响康复

对于患脑瘫、发育迟缓、智力障碍、注意缺陷多动障碍、孤独症等神经发育障碍性疾病的儿童，由于其口腔感觉运动功能障碍、胃肠功能紊乱、能量需求大等因素，容易出现营养不良的问题。而在康复治疗过程中，家长往往比较重视孩子的运动、智力及语言功能，而忽视营养状况对孩子康复的影响。儿童营养不良对康复的影响是一个复杂而多维度的问题，涉及医学、心理、社会等多个方面。

营养不良 康复

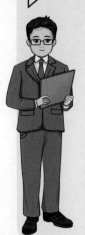

专家说

首先，儿童营养不良会影响康复治疗的顺利实施及效果。营养不良影响儿童正常生长发育，导致身体各器官和系统的功能受到影响，包括神经系统、消化系统、免疫系统等，直接影响康复的实施和疗效。营养不良可影响全身的肌肉容量、对康复强度的承受力、神经细胞的可塑性及骨质健康，从而影响康复效果。营养不良可使免疫系统功能下降，抵抗力减弱，容易罹患呼吸道、消化道感染等，导致康复训练中断和社会参与度降低，影响康复治疗的顺利进行。

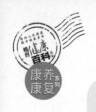

　　其次，营养不良会影响儿童的心理健康与学习能力，如情绪不稳定、易怒、抑郁等，进而导致其对康复治疗产生抵触和抗拒情绪。

　　再次，康复儿童合并营养不良，就需要更多的医疗照护和支持，增加家庭的经济负担，加重家庭成员的焦虑和压力，影响康复的顺利进行。

　　因此，对于康复儿童，应关注其营养状况，提供科学合理的饮食，常规进行营养筛查与评估，发现存在营养不良风险时，应及时给予营养支持，减少呼吸道感染等并发症的发生，从而保障康复治疗顺利进行，提升康复疗效。

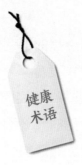

健康
术语

营养不良： 广义的营养不良应包括营养不足 / 缺乏和营养过剩两方面，而营养不足主要指由于各种原因导致的营养摄入不足、需要量增加，营养素消耗过多，或者机体利用营养素的过程发生障碍。

（朱登纳　赵会玲）

2. 为什么脑瘫及神经损伤儿童要定期进行营养筛查和评估

关键词

脑瘫 神经损伤 营养筛查 营养评估

脑瘫及神经损伤儿童由于疾病原因，较正常儿童更易发生营养不良。在康复过程中，很多家长往往只重视康复效果，而忽视了营养不良带来的不良影响。那么，为什么脑瘫及神经损伤儿童要进行营养筛查和评估呢？

专家说

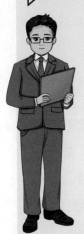

引起脑瘫及神经损伤儿童营养不良的原因有很多，如由于语言或智力障碍导致沟通困难，无法主动表达"饿了""吃饱了"；因为食物质地和味道相关的感觉异常导致挑食；缺乏自我喂养技能，全部或部分依赖看护者喂养，无法主动挑选喜欢的食物；部分神经损伤儿童因口咽部肌肉运动协调障碍出现呛咳和误吸，导致进食减少及呼吸道感染；运动功能障碍、胃肠蠕动减慢等导致患儿食欲下降、进食少、进食困难、吸收不良及便秘；部分神经损伤儿童肌张力增高或不自主运动增多，能量消耗增加（通常静息状态下，肌肉痉挛的能量消耗比正常增加约 10%，肌肉痉挛程度越重，耗能越高）。此外，流口水和胃食管反流也会导致能量损失。

营养不良可以影响患儿的生长发育、运动能力和免疫力，导致健康状况较差，比如感染、贫血、骨质疏松等，进而加剧营养不良状况，形成恶性循环，严重影响康复进程及效果，使住院时间延长，花费增加。所以，定期进行营养筛查并对有营养风险的儿童进行评估至关重要。这样可以及时发现并解决营养问题，进而通过营养干预有效改善儿童的营养状况，确保康复治疗的顺利进行并提高疗效。

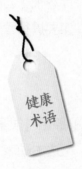

营养筛查： 是指通过判断个体是否已有营养不良或营养不良的风险，以决定是否需要进行详细的营养评定。

营养评估： 是指综合应用病史、营养史、用药史、体格检查、人体测量和实验室数据来诊断营养问题存在与否的方法。

对于康复中的脑瘫和神经损伤儿童进行定期营养筛查和营养评估十分重要和必要，营养筛查、营养评估与营养干预是临床营养支持的 3 个关键步骤。推荐的筛查工具，如营养状况和生长发育风险筛查工具、儿科营养不良筛查工具和改良儿科营养风险筛查工具，营养评估推荐采用主观全面营养评估量表。

（朱登纳　赵会玲）

3. 为什么脑瘫儿童容易
胃食管反流

胃食管反流在儿童中比较常见，多见于新生儿和小婴儿喂奶后，绝大多数为生理性，且反流不重，随着年龄增长逐渐减轻，通常在1岁左右（儿童能够站立、可进食固体食物后）自然缓解，一般不会引起不良后果。但脑瘫儿童与正常儿童相比，更容易出现胃食管反流且不能自行缓解，影响进食和消化，给家长带养过程中增添了许多烦恼和负担，这是为什么呢？

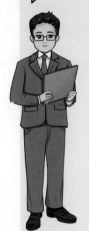

专家说

1. 病因 中枢神经系统功能障碍是胃食管反流的主要原因。①脑瘫儿童由于脑损伤，中枢神经系统功能障碍，导致神经支配肌肉运动不协调、食管运动功能受损、食管下括约肌抗反流能力下降等，出现胃食管反流；②脑瘫儿童因异常肌张力等造成的不良体位、脊柱侧弯及口服药物等，也会造成胃食管反流；③脑瘫儿童认知功能障碍可造成吞咽功能障碍，进而影响食管的运动功能，这些都是脑瘫儿童更易发生胃食管反流的重要因素。

2. 发病情况 研究显示，在脑瘫儿童中，胃食管反流的发生率可高达59%；伴脑电图异常的脑瘫患儿较脑电图正常的脑瘫患儿发生胃食管反流的概率明显增高。

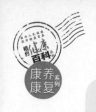

3. 危害　胃食管反流不仅影响脑瘫儿童的生长发育和身心健康，影响脑瘫儿童的营养状况，还会影响康复进程和康复疗效，给脑瘫儿童家庭带来沉重的心理负担与经济负担。

4. 预防　明确诊断的脑瘫儿童，可通过体位管理、选择合适的奶嘴、培训家长掌握喂养技巧等措施，预防和减少胃食管反流的发生。

5. 处理　如果胃食管反流严重，可在医师指导下进行药物治疗，如 H_2 受体拮抗剂和质子泵抑制剂可不同程度地缓解脑瘫儿童的胃食管反流症状。对于药物治疗不佳者，可考虑鼻空肠管或空肠造瘘进行喂养，或者进行胃底折叠手术治疗。

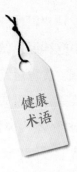

健康术语

胃食管反流：是指胃内容物从食管下括约肌向上进入食管的过程。

胃食管反流病：特指由胃食管反流引起的一系列症状，如恶心、呕吐和反流等。

（朱登纳　王明梅）

4. 神经损伤儿童喂养时
需要注意什么

在日常生活中，我们经常会遇到一些神经损伤的儿童，他们因为神经系统的功能异常，常伴发吞咽困难、消化不良、营养不良、生长发育迟缓等问题，在喂养方面面临一些挑战。对于神经损伤儿童，喂养时我们需要注意什么呢？

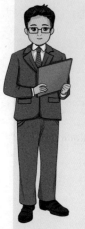

专家说

1. 需要全面了解神经损伤儿童的功能状态，包括运动功能、认知功能、口腔功能、吞咽功能、消化功能、营养状况等，以制订个体化的喂养计划和干预措施。

2. 在喂养过程中，应当选择合适的姿势、工具、食物质地和进食速度，以减轻孩子的不适和并发症的发生。①最理想的喂养姿势是坐姿，头部略前倾，利用重力，帮助食物顺利通过咽部进入食管。如果儿童卧床，则应将上身稍微抬高，并转动头部使其侧向一边。②喂养工具应当根据孩子的口腔功能和食物质地选择，如奶瓶、勺子、杯子、吸管等。③应选择孩子能接受和消化的流质或糊状食物，常见的流质食物包括汤、粥、奶制品等。④喂食时速度和数量也需要控制，应分小口、多次喂食，给予儿童足够的时间来感知食物、吞咽和呼吸，尤其是刚开始喂食或改变食物质地时，应极为谨慎。

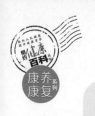

3. 喂食后注意事项：①保持儿童上身抬高姿势至少30分钟，防止反流，避免误吸；②进餐结束后需进行口腔清洁，以防食物残留；③观察儿童的反应，如是否有饱足感及呼吸困难等；④记录儿童的食量；⑤定期测量体重、身高等指标，以评估喂养效果并不断调整喂养方案。

4. 婴幼儿喂养的一般原则如下。① 0~6 个月提倡纯母乳喂养，6 个月起添加辅食；②辅食添加原则：应遵循由少量到多量、由一种到多种、由细到粗、由软到硬等原则；③辅食添加频次、种类、质地应当根据其年龄、营养需求和进食能力调整，确保营养素和能量的充足；④对于营养不良或食物供应不够丰富的儿童，应当在医师指导下应用辅食营养补充剂或维生素矿物质补充剂。

通过细心的康复护理，大部分神经损伤儿童在喂养方面可取得显著成效。定期评估和随访儿童营养状态，是神经损伤儿童健康成长的保证。

（朱登纳　王以文）

5. 孤独症儿童出现喂养困难怎么办

孤独症儿童由于对食物的口感、颜色、气味或温度敏感挑剔，或者对吃饭的环境及过程有强烈的偏好或抵触，常常导致喂养困难，进而影响营养摄入，那么孤独症儿童出现喂养困难该怎么办？

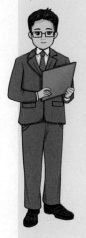

当孤独症儿童出现喂养困难时，照护者可通过以下方法来改善喂养行为。

1. 与孤独症儿童一同用餐并积极给予回应　喂养者需要调整好自己的心理状态，尽量减少因喂养导致的负面情绪；我们应给予充分接纳、理解、陪伴，以温和有爱的语言同理孩子的困难，鼓励孩子不断努力，肯定、赞美孩子的进步，这是行为干预的基础。

2. 建立顺势喂养习惯　顺势喂养又称反应性喂养，当儿童表现出饥饿时，应及时回应。孤独症儿童有时可能会表现出刚性和固执的行为，如果强迫他们进食，可能会引起逆反心理或更大的压力，孩子不想吃的时候不要强迫孩子进食。

3. 建立结构化的喂养环境　喂养行为可以作为培养孤独症儿童结构化教育的一部分。使用孤独症儿童可以识别的明显标识将生活环境清晰地划分为玩耍区、休息区、学习区和就餐区。就餐区需要布置在一个舒适、安静的喂养环境中，避免电视、音乐、玩具等因素干扰；根据孤独症儿童个人特点，设定清晰的学习、生活和就餐日程表，使用卡通图案等患儿可以理解的方式提醒，设定每次进餐时间不要过长，控制在 20~30 分钟为宜，一天的餐次（含零食）不超过 5 餐，包括 3 次正餐和 2 次加餐。

4.**逐渐增加法** 孤独症儿童对于食物种类有特殊偏好，难以接受新的食物，因此，可以从熟悉的食物开始逐渐引入相似的食物，引入新的食物时应逐渐地增加其中的份额，以帮助其适应新口味。让孩子参与食物的选择、准备和摆放，让他们有更多的控制感和参与感，可借助一些强化物，如玩具、贴纸、表扬等，来奖励孩子尝试新食物或吃完食物。

对孤独症儿童出现的喂养问题，理解和接纳他们，是饮食行为治疗最重要的一环。保持积极乐观的态度，合理调整饮食和用餐环境，孤独症儿童选择性进食问题也会逐渐得到改善。

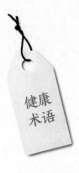

喂养行为干预： 是针对孤独症儿童异常饮食模式设计的一整套行为治疗方案，以科学、渐进的方法帮助孤独症儿童获得饮食行为的自主控制，扩大食物种类，最终实现饮食规律与营养均衡。

（朱登纳　王以文）

6. 意识障碍儿童如何进食

随着医学水平的发展，重度颅脑损伤、中枢神经系统感染及缺氧缺血性脑损伤患儿的存活率显著提高，但其中部分患儿会遗留意识障碍，即对自身和周围环境的觉醒和感知能力有不同程度下降或丧失。意识障碍儿童往往合并吞咽功能障碍和喂养困难，这将严重影响其生存质量，并增加护理难度。而如何对这些患儿进行安全、有效地喂养，不仅是家长非常关心的问题，也是关乎患儿预后的重要因素。

专家说

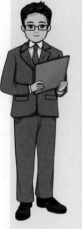

不同进食方式的最终目的都是给予患儿安全、有效的营养摄入，方式选择需要基于患儿的意识水平和吞咽功能，而吞咽功能需要专业医师或康复治疗师进行系统评估。

意识障碍患儿合并吞咽障碍比例高，多数昏迷和植物状态患儿不能安全、有效地进行吞咽。经过营养、吞咽评估和吞咽康复治疗，部分微意识状态患儿可以通过易于吞咽的食物恢复完全经口喂养。选择喂养方案的过程基于严格的临床评估，包括意识障碍程度、年龄、病程和营养状态，也要综合有无胃食管反流、气管切开、吞咽障碍等情况进行系统评估。

当经口喂养安全时，经过评估可以选择常规喂养或者改良喂养。常规喂养不需要调整日常喂养方式，而改良喂养需要在康复医师、治疗师、营养师指导下选择合适的食物质地和喂养方式。

当经口喂养不安全时，需选择治疗性喂养甚至零经口喂养，此时经口喂养不能满足患儿生长发育的需求，需要进行吞咽康复治疗，同时选择管饲肠内营养补充营养。短期的管饲喂养首选鼻胃管喂养，有高误吸风险者选择鼻肠管喂养，需要长期管饲喂养者，建议选用经皮内镜下胃造口或空肠造口喂养。

虽然意识障碍患儿喂养十分困难，但如果科学地选择合适的喂养方案，不仅能安全、有效地保证患儿营养状态、提高其生存质量，也能降低家庭养育压力，而且喂养过程中观察孩子进食表现，也能间接评估意识是否好转。

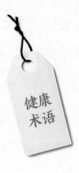

意识障碍： 是指各种原因导致的意识丧失或觉知水平下降状态，如昏迷、植物状态和微意识状态。

慢性意识障碍： 是指意识丧失超过 28 天的意识障碍，包括植物状态和微意识状态。

昏迷： 是一种无法被唤醒的彻底无意识状态，患者双目闭合，没有正常的睡眠 - 觉醒周期，这种状态在急性脑损伤后通常持续几天或几周。

（朱登纳　陈功勋）

7. 什么情况下孩子需要考虑**管饲喂养**

 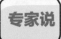
　　临床工作中，我们经常遇到因家长喂养方式不当造成孩子营养不良。经过喂养方式的调整，多数营养不良能够纠正，但是也有些孩子是由于器质性疾病，或严重的吞咽功能障碍，需要辅助管饲喂养来改善营养状态。由于对"管子"的恐惧和不了解，多数家长一听到需要"下管子"就坚决拒绝，结果延误孩子营养改善的进程。

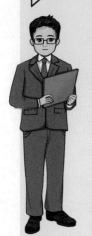

专家说

　　管饲喂养有严格的适应证，如各种原因导致的不能经口喂养或经口喂养不足、营养吸收不良、危重症、慢性病导致生长发育迟缓或高代谢状态等，但是孩子合并肠梗阻、消化道穿孔、坏死性小肠结肠炎时，不能选择管饲喂养。

　　管饲喂养有很多方案，鼻胃管因其无创、简便等优点，是最常用的方法，但其也有形成溃疡、鼻咽部刺激、出血、反流、外观异常等缺点。所以，需要根据孩子的年龄、消化道解剖及功能、预估的肠内营养时间和误吸风险进行综合评估。当无误吸风险时选择鼻胃管，有误吸风险时选择鼻空肠管；当预计管饲喂养时间大于 12 周时，在有条件的情况下，可选择胃造瘘管或空肠造瘘管。

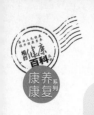

　　虽然管饲喂养有部分并发症，但一般风险可控，管饲喂养是目前进行营养支持的主要治疗方案，而且管饲喂养技术并不复杂，通过培训，家属可熟练掌握管饲喂养技术和管道护理，也能掌握管饲并发症的识别。如果孩子存在管饲喂养适应证，无管饲喂养禁忌证，接受管饲喂养获益远远大于其风险。

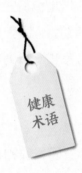

管饲喂养：是指当患儿无法经口获得所需全部营养素时，可通过胃或肠中的管道输入各类营养配方。管饲有经鼻的非手术方法，如鼻胃管和鼻空肠管，也有通过腹部造瘘的手术方法，如胃造瘘管、胃-空肠造瘘管和空肠造瘘管。

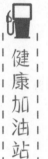

　　管饲喂养不会增加孩子的痛苦和限制其日常活动，并不意味着孩子不能享受美味，它只是对经口喂养不足的部分进行补充，症状改善后可以继续经口喂养，大多数孩子能很好地适应管饲。通过管饲喂养，看到孩子体重、身高等发育指标持续改善、感染风险降低、孩子康复效果提高的时候，相信孩子和家庭的幸福指数一定会得到很大提升。

（朱登纳　陈功勋）

8. 什么情况下孩子
需要**生酮饮食**

生酮饮食是由高脂肪、适量蛋白质、低碳水化合物构成的一种特殊饮食，促使身体利用酮体而非葡萄糖供能。那么生酮饮食有什么好处呢？我们什么情况下选择生酮饮食？

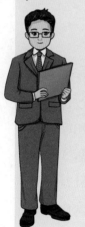

食物给大脑供能有两种形式，一种是葡萄糖，来源于米、面、水果和糕点，属于"碳水化合物"；另一种是酮体，来源于肉、油、坚果和生酮配方食品，属于"脂肪"。传统的饮食方式是由源源不断的葡萄糖提供能量，我们的身体也是有"糖"就不产"酮"。只有当葡萄糖用完了，身体才悄无声息地转为燃烧脂肪产生酮体来统领大脑和全身。

生酮饮食具有控制癫痫发作、控制食欲、促进减肥、调节血糖、保护神经等作用。生酮饮食最早应用于癫痫的治疗距今已有 100 多年的历史，对于药物难治性癫痫有确切疗效，是葡萄糖转运体 1 缺陷症和丙酮酸脱氢酶缺陷症的首选治疗方法，对于某些发作难以控制的癫痫性脑病，如婴儿严重肌阵挛性癫痫（Dravet 综合征）、婴儿痉挛症等，也可早期使用生酮饮食治疗。此外，生酮饮食也可用于治疗包括孤独症谱系障碍、认知障碍、肿瘤、肥胖病、糖尿病、精神

关键词

生酮饮食 难治性癫痫 儿童

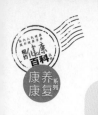

障碍及神经退行性疾病等在内的其他多种非癫痫类疾病，无明确年龄限制，可用于从婴儿到成人期的各个阶段。生酮饮食可制作成不同类型、适用于不同年龄段的专用食品，也可通过自制配餐使生酮饮食的食物种类更加多样化。

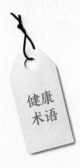

生酮饮食：是一种纯天然饮食疗法，是一种医学监督下的高脂肪、适量蛋白质、低碳水化合物的饮食，它使机体保持慢性酮症状态的同时，提供足够生长发育所需的蛋白质与热卡。

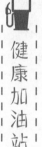

　　根据儿童的饮食特点和发育情况，目前生酮方案有经典生酮饮食和改良阿特金斯饮食，其中改良阿特金斯饮食更简单，不良反应更少，对于孩子和家长来说更容易接受，是目前临床上应用较多的生酮饮食方案。生酮饮食期间可能会出现胃肠道功能紊乱等不良反应，及时对症治疗，多数可缓解。在生酮饮食启动前要对患儿进行全面评估，加强家长认知程度，提高依从性。

（朱登纳　王明梅）

第七章

早产儿及高危儿康复

一

早产儿
康复

1. 如何预防早产儿发生**脑瘫**

早产是发生脑瘫的重要高危因素，如何预防早产的发生，是否可以采取一些医疗和养育方面的措施促进婴儿生长发育呢？

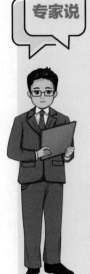

专家说

早产儿发展成为脑瘫有很多原因，一个重要原因是早产儿脑发育不完全，离开母体后，积极地做好防护、采取积极的育儿方式，可以有效降低早产儿发生脑瘫的风险。

1. 预防早产儿缺氧　对于出生后的早产儿，医师和家长应密切观察其生命体征和神经行为表现，如果发现异常，应及时就医进行干预和治疗。例如，对于出现呼吸窘迫综合征的早产儿，可以进行氧疗和机械通气等治疗，以改善其呼吸和供氧情况。

2. 积极监测早产儿黄疸指数　早产儿黄疸指数高对神经系统的影响主要是可能引发胆红素脑病，也称为核黄疸。核黄疸会导致脑细胞受到不同程度的损伤。如果没有及时给予相应治疗，可能会遗留智力低下、运动神经系统功能障碍、癫痫，甚至脑瘫等后遗症。这些损伤是永久性的、不可逆的。因此，对于早产儿黄疸，需要积极处理，动态监测宝宝皮肤黄疸数值变化情况，并根据黄疸指数给予相应的治疗，以避免并发胆红素脑病等并发症，减少对孩子的伤害。同

时，也要积极地寻找病因，然后避免严重并发症的出现。超过正常值后，可以根据黄疸指数升高的程度，相应选择药物、蓝光照射治疗等。但黄疸测试仪的检测结果受多种因素影响，可能存在误差，如果检测的黄疸指数与临床表现不符，应结合抽血化验检查胆红素水平，可以更准确地了解黄疸情况。

3. 预防感染　早产儿由于免疫力相对较低，容易发生感染。因此，预防感染是早产儿护理的重要环节，包括保持室内环境清洁，减少人员进出；照看早产儿的人员应保持良好的卫生习惯，如勤洗手、戴口罩等；做好皮肤护理，应保持皮肤清洁卫生，保持脐部干燥，每天可以使用碘伏（聚维酮碘）或酒精对脐部进行消毒处理等，也需要注意加强营养，提高免疫力。

4. 注意保暖　早产儿需要注意保暖，因为他们的体温调节中枢发育不成熟，皮下脂肪薄，体表面积相对较大，散热快，容易受到寒冷的影响。如果早产儿受凉，可能会出现低体温、硬肿病、感染等并发症，严重时甚至危及生命。为了给早产儿提供适宜的温度，保持室内温度在 24~28℃，可以使用空调、电暖器等设备来调节温度；早产儿应该穿着宽松、柔软、保暖的衣服，注意头部和脚部的保暖；在洗澡、游泳、换尿布时，要注意保暖，避免长时间暴露在寒冷的环境中。

（吴绪波）

2. 为什么支持早产儿家长
开展**袋鼠式护理**

早产儿因为一些重要器官发育不成熟，离开母体后会面临更多的风险而造成继发性损害，采用"袋鼠式护理"是近些年来比较推荐的养育方式。

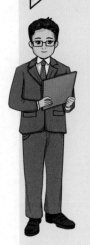

袋鼠式护理又称皮肤接触护理，是 1978 年由哥伦比亚儿科医师 Edgar Rey 首次提出的一种针对新生儿的护理方式。该方法是指将新生儿贴近母亲的胸部，使其感受到母体的温度、心跳和呼吸，从而达到保暖、增进亲子关系、提高新生儿生存率等目的。

早产儿体温调节中枢发育不成熟，很难适应外界环境变化，保持体温恒定是促进其生长发育的必要保障。这种接触方式一方面可以保持早产儿体温恒定，另一方面皮肤接触利于母婴之间的情感交流，在接触的过程中产妇可以快速适应母亲的角色，减少因母婴分离而造成的焦虑、抑郁等不良情绪。通过将袋鼠式护理应用于早产儿群体的早期护理之中，可有助于提升新生儿的生长发育质量，并可有效恢复其机体免疫力水平，从而充分保障新生儿的生命安全。

此外，这种护理方式可以提供早产儿所需的温暖及安全感，将只穿尿布的婴儿放在妈妈（或爸爸）裸露的胸腹部，进行皮肤对皮肤的接触，且尽早接触。

需要注意的是，袋鼠式护理需要在医护人员的指导下进行，同时需要注意卫生和安全问题。如果新生儿出现任何异常情况，应该及时就医并寻求医师的建议。

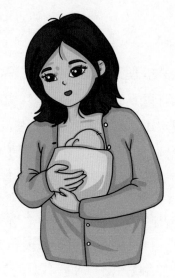

袋鼠式护理

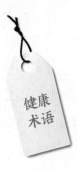
健康
术语

袋鼠式护理：是指将新生儿或早产儿裸露在母亲的胸前，让他们的皮肤与母亲的皮肤接触，同时保持一定的温度和湿度。

WHO 总结袋鼠式护理（KMC）包括以下几个关键点。

1. 母婴之间早期、持续地皮肤接触。

2. 纯母乳喂养（理想情况）。

3. 住院时开始，可持续至家中护理时。

4. 鼓励早产儿和母亲共同渡过住院期，并提倡早期出院。

5. 母亲在家中需要足够的支持和随访。

6. 作为一种温柔、有效的方法，可以避免早产儿在病房中受到不良刺激。

（吴绪波）

3. 早产儿**出院后****家庭康复**应注意什么

早产的宝宝经过在医院的医疗监护，生命体征已基本稳定，应在恰当的时间及时出院，以降低医院获得性疾病的风险。那么回家后我们如何为宝宝提供相应的帮助呢？

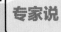

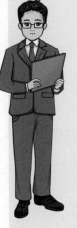

早产儿 家庭康复

早产儿家庭康复是一个重要的过程，主要是为了帮助宝宝在身体和智力方面达到最佳的发育状态。以下是一些关于早产儿家庭康复的建议。

1. 环境卫生与安全　早产儿免疫力及体温调节能力差，应保持家庭环境卫生、温湿度适宜，避免人员聚集，减少感染风险。

2. 提供充足的营养　早产儿需要更多的营养来支持身体和智力的发育。因此，家长应该为宝宝提供充足的母乳或配方奶，并在医师或营养师的指导下添加辅食。

3. 进行适当的刺激　家长可以给宝宝看一些鲜艳的颜色、玩一些简单的玩具、听一些舒缓的音乐等，以刺激宝宝的视觉、听觉和触觉。适当的刺激可以促进宝宝的神经发育。

4. 新生儿抚触　家长通过触摸婴儿的皮肤，刺激宝宝感觉器官的发育，增进宝宝的生理成长和神经系统反应，更增加宝宝对外在环境的认知。在选择进行抚触的时候，要选择适当的时间，最好是在婴儿情绪稳定、不饥饿也不太饱的时候进行。同时要注意清洁双手，使用温和的婴儿油或润肤乳液进行抚触。

5. 进行肢体运动　适当的肢体运动可以促进宝宝的肌肉和骨骼发育。家长可以引导宝宝进行适当的肢体运动，如伸展、翻身、爬行等。

6. 建立良好的亲子关系 建立良好的亲子关系可以促进宝宝的情感发育。家长可以多与宝宝互动、拥抱和亲吻宝宝，以增强宝宝的情感和安全感。

7. 定期进行体检 早产儿家庭应该定期带宝宝去医院体检，以便及时发现和解决潜在的健康问题。医师会根据宝宝的实际情况制订相应的康复计划。

早产儿家庭康复需要家长耐心和细心的照护，要根据宝宝的实际情况进行针对性的护理和干预。同时要与医师保持密切联系，及时调整康复计划，以促进宝宝的全面发育和成长。

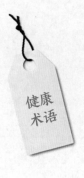

健康术语

家庭康复： 是一种以家庭为基础的康复方式，旨在帮助家庭成员更好地照顾和促进被照护者的身体、智力、社交及情感发展。家庭康复的目标是根据家庭成员的需求和能力，提供适当的支持和指导，以帮助他们在家庭环境中进行康复活动。

（吴绪波）

高危儿
康复

4. 什么是**神经损伤**高危儿

在婴儿出生前和出生后，有很多因素会导致婴儿的神经受到损伤。哪些因素会导致婴儿神经损伤呢？婴儿神经损伤早期又会有哪些表现呢？

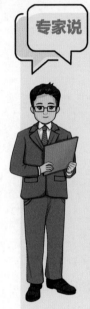

专家说

1. **定义** 神经损伤高危儿是指出生时存在可能导致神经系统损伤的多种高危因素，这些高危因素包括早产、低出生体重、窒息、缺氧、感染、黄疸等。其中，早产和低出生体重是神经损伤高危儿最常见的原因之一，这些婴儿的脑部发育不成熟，易受到损伤。除此之外，一些其他因素也可能会增加神经损伤的风险，如孕期患高血压、糖尿病等，使用某些药物、受到辐射或吸烟等。有证据显示，虐待、忽视、母亲抑郁等养育因素也可以影响儿童身心发育。

2. **危害** 存在神经系统损伤高危因素的高危新生儿，早期的神经行为发育可能会受到影响，这个阶段是他们身体和神经发育最旺盛的时期，造成新生儿中枢神经系统损伤，进而导致肢体异常、感觉障碍和智力发育异常等。肢体异常表现为肢体僵硬、肌肉紧张、四肢无力等；感觉障碍表现为对温度、疼痛、触觉等感觉减退或消失；智力发育异常表现为智力低下、语言发育迟缓等。

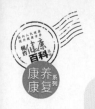

3. 预后 需要注意的是，存在神经损伤高危因素的高危儿并非一定会导致神经损伤，实际上许多婴儿能够健康成长，但是也有部分婴儿可能会出现脑瘫、语言发育迟缓、孤独症等疾病。因此，对于存在神经损伤高危因素的婴儿，应该密切关注其生长发育情况，定期进行身体检查和评估，及时发现和处理潜在的健康问题。

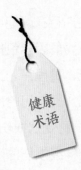

高危儿： 是指胎儿期至 3 岁内具有可能影响身心发育的各种高危因素（包括生物、心理、社会环境等因素）的儿童。

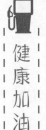

预防儿童神经损伤的关键在于加强围产期保健：①避免早产儿和低体重儿出生。早产儿因发育不良、免疫力低下，极易出现新生儿窒息、感染、脑出血等并发症，低体重儿可出现神经发育缺陷和智力低下。②预防窒息和颅内出血。胎儿宫内窘迫、臀位产、产钳助产、难产、过期妊娠、脐带绕颈等原因导致新生儿发生窒息、缺氧或颅内出血，可损害脑组织。③预防高胆红素血症。新生儿体内血清胆红素水平异常升高，可损害脑组织，影响神经系统功能。

（吴绪波）

5. 针对**高危儿**的**评估**
主要有哪些方面

　　高危儿是一类独特的群体，情况复杂各异。前期的高危因素与病理损害之间可能并不表现为确切的线性对应。因此，我们建议对高危儿进行系统评估，以便尽早发现病理征象，及时早期干预，减少功能性障碍甚至残疾的发生率。在进行专业健康评估的同时，家庭照护者也要注意日常观察，密切关注孩子的成长。

专家说

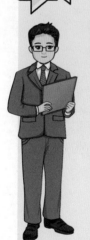

　　高危儿评估是指对已发生或可能发生危重疾病的新生儿进行全面的评估和监测，以确定其疾病类型、病情严重程度，预测神经发育情况和制订相应的早期干预计划。高危儿评估包括以下几个方面。

　　1. 高危因素的识别　　了解存在哪些高危因素，从生理、心理和社会环境多个维度考虑儿童及家庭具有的风险和保护因素，并动态观察、了解其改变情况。

　　2. 体格发育指标评估　　一般情况下，儿童生长发育的评价指标包括身高、体重、头围、胸围、骨龄等，对婴幼儿的生长发育要定期连续测量、动态评估。

　　3. 神经及运动发育评估　　根据年龄和心理行为发育特点，进行感知觉、运动、语言、认知、情绪、社交等评估。比如评估婴儿发育的重要里程碑，包括抬

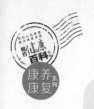

头、翻身、爬、坐、站立等运动功能出现的月龄；另外，在关键年龄或对特殊人群的重点监测指标进行检查，如在 18 月龄、24 月龄进行孤独症筛查；对发现语言发育迟缓的儿童及时进行听力评估等。必要时，根据发育监测和筛查情况做进一步诊断性发育评估和实验室辅助检查（如诱发电位、脑部核磁共振成像等）。

4. 家庭养育环境评价　对家庭养育环境进行评估，识别风险因素，如忽视、虐待、母亲抑郁等。了解家庭成员健康状况、家庭经济状况、母亲的心理状态、亲子关系、关爱程度、养育方式等。

5. 随访和监测　对高危儿进行定期随访和监测，以评估治疗效果并及时调整治疗方案。

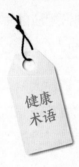

功能评估：是一种系统性的评估方法，旨在评估一个人的功能水平，包括身体、认知、情感和社交方面的能力，可以通过观察、测试、问卷调查和访谈等多种方式进行。

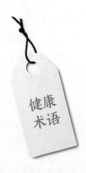

健康加油站

WHO 儿童运动成长八大里程碑时间

运动成长里程碑	左边界(月),95%CI	右边界(月),95%CI
坐直(无支撑)	3.8, (3.7,3.9)	9.2, (8.9,9.4)
站立(有支撑)	4.8, (4.7,5.0)	11.4, (11.2,11.7)
爬行(用手和膝盖)	5.2, (5.0,5.3)	13.5, (13.1,13.9)
行走(有支撑)	6.0, (5.8,6.1)	13.7, (13.4,14.1)
站立	6.9, (6.8,7.1)	16.9, (16.4,17.4)
行走	8.2, (8.0,8.4)	17.6, (17.1,18.0)

（吴绪波）

关键词

高危儿　随访

6. 为什么高危儿
需要**定期随访**

婴幼儿神经损伤所造成的功能障碍往往随着儿童的发育逐渐显现出来，因此，应该在儿童发育过程中监测可能出现的问题，并及时进行干预。

健康术语

神经心理行为：是指与神经系统相关的心理和行为表现，儿童的神经心理行为发育是以神经系统的发育和成熟为基础的功能方面的成长。儿童的神经心理行为发育包括感知、运动、语言、情感、思维、判断及意志、性格等方面的变化。了解神经心理行为发育的规律对于正确评估及判断儿童的生长发育过程、保障儿童健康很有帮助。

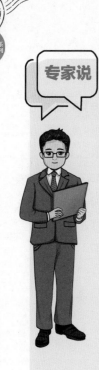

专家说

　　高危儿定期随访是指定期对高危儿进行体格评价、神经心理行为筛查、遗传代谢病检测等，以监测其生长发育和健康状况，及时发现并处理潜在的健康问题。高危儿随访的频率应该根据具体情况而定，但通常建议每 1~3 个月进行一次随访。

　　高危儿需要定期进行随访的原因主要有以下几点。

　　1. 定期随访有利于医师通过宝宝的视听反应、动作及言语发育进程、有无异常肌张力和怪异姿势等及时发现其异常，达到早发现、早干预、早康复的目的。

　　2. 通过定期随访，医师可以询问宝宝在家里的喂养、睡眠、疾病等情况，并监测宝宝体重、身高、头围和神经系统发育情况，告知家长宝宝在同龄宝宝中所处的等级以及和实际月龄的差距。

　　3. 通过定期随访，医师可以及早发现高危儿在发育过程中出现的异常信号，并根据宝宝的具体情况针对性地早期干预，指导家长训练方法，这样才能最大限度地减少脑损伤后遗症的发生，使宝宝及早追上同龄正常儿童发育水平，健康成长。

　　因此，高危儿的定期随访尤为重要，家长务必定期带宝宝去医院随访。

（吴绪波）

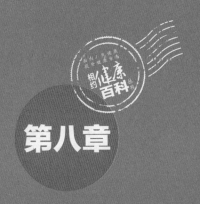

第八章

儿童疾病护理

疼痛护理

1. 为什么要进行
儿童疼痛的评估

关键词

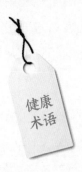

儿童 疼痛 评估

疼痛是机体对各种外界创伤刺激的反应，是一种主观的、十分不愉快的反应。疼痛目前已逐渐成为继体温、呼吸、脉搏、血压等生命体征之后的第五大生命体征，是医务人员在临床工作中经常面临的一个问题。疼痛评估作为儿童疼痛管理的首要环节，是进行有效疼痛管理的前提，也是镇痛措施干预效果评价的重要指标。由于儿童年龄小，耐受能力有限，缺少认知和行为能力来理解与疼痛有关的问题，也无法正确描述他们的疼痛，会影响医护人员对疼痛程度的评估，常常导致儿童疼痛没有得到足够的重视及有效处理。

健康术语

疼痛评估： 是医学领域中一项重要的工作，它涉及对患儿疼痛程度、性质、持续时间等方面的评估。疼痛评估的目的是确定疼痛的原因、程度和影响，以便为患儿提供有效的治疗和管理。

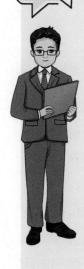

专家说

1. 关注儿童疼痛，准确进行疼痛评估 疼痛会给患儿带来生理、心理、行为、生长发育及社会交往等一系列身心方面的影响，若疼痛控制不佳，则有可能导致儿童产生行为或生理学改变，造成深刻而持久的性格和心理影响。因此，儿童发生疼痛时给予及时关注，使用多种方法评估疼痛的严重程度，实施有效的镇痛措施和护理，对改善儿童治疗效果，促进患儿康复有重要意义。正确评估儿童疼痛是疼痛能够得到有效控制的基础。

2. 疼痛评估需要考虑儿童的发育需求等多种因素 如儿童的发育需求、年龄、发展能力、沟通技巧、认知理解、恐惧和焦虑等，而父母或照护者的特征也会影响孩子对疼痛的理解、感受和表达。疼痛是一种个体的主观感受，儿童因受各种因素的影响，很难准确地表述自己现存的疼痛状况。不同年龄阶段儿童对于疼痛的认知能力、行为反应和情感的表达方式也不同，这就要求医护人员必须选择适合不同年龄段儿童的评估工具，对儿童疼痛进行准确评估。

3. 自我报告是儿童疼痛评估的金标准 儿童疼痛评估包括自我报告评估、他人评估和综合评估，其中自我报告是儿童疼痛评估的金标准。对于儿童来说，哭闹是他们疼痛时最主要的表现，除此以外，面部表情、语言反应和肢体表现等都能观察到他们的疼痛表现，但对小于3岁不能说话或不能清楚地理解和表达疼痛的婴幼儿来说，就需要他人评估。在进行疼痛评估时，应根据人群的年龄特点、疼痛的特点选择适当的评估方法，及时的疼痛评估可以给临床治疗决策提供依据，是疼痛治疗必不可少的一步。

（廖立红）

2. 儿童**生长痛**与 **病理性疼痛**如何鉴别

儿童生长痛和病理性疼痛是两种不同的疼痛类型，生长痛通常是生长发育过程中的正常现象，是一种暂时性疼痛，而病理性疼痛则是由疾病或其他病理过程引起的疼痛。

 专家说

儿童生长痛与病理性疼痛可根据疼痛部位、时间、性质、伴随症状及原因的不同进行初步鉴别。

1. 儿童生长痛

（1）疼痛部位：通常发生在关节和肌肉部位，如膝关节、小腿、大腿等。

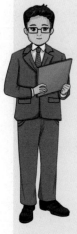

（2）疼痛性质：通常为钝痛或酸痛，程度较轻，可以忍受。

（3）疼痛时间：通常发生在傍晚或夜间，持续时间较短，一般数分钟至数小时不等。

（4）伴随症状：一般不会伴有发热、肿胀及其他伴随症状。

（5）原因：生长痛大多为儿童生长发育过程中的正常现象，如骨骼生长、肌肉拉伸等引起的暂时性疼痛。

2. 病理性疼痛

（1）疼痛部位：通常与疾病相关，如感染、炎症、创伤等。

（2）疼痛性质：可能因疾病而异，如尖锐痛、灼热痛、刺痛等。

（3）疼痛时间：持续时间通常较长，可能伴随其他症状，如发热、肿胀等。

（4）伴随症状：通常伴随其他症状，如红肿、发热、功能障碍等。

（5）原因：病理性疼痛是由疾病或其他病理过程引起的疼痛，需要针对具体疾病进行治疗。

儿童生长痛一般不需要特殊处理，但是需要排除病理性原因。对于病理性疼痛，需要尽早就医，确定病因后及时治疗。

（廖立红）

3. 儿童**手术后疼痛**
应如何处置

儿童术后剧烈疼痛可能影响中枢神经系统的发育，给患儿带来生理、心理、行为、生长发育及社会交往等一系列身心方面的影响，术后疼痛还会导致恶心呕吐、脾气急躁、睡眠障碍和一些行为改变，所以减轻儿童术后疼痛有着非常重要的意义。

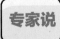

近年来儿童术后疼痛受到世界范围内越来越多的关注，很多医学中心也建立了专门处理儿童疼痛的医疗小组，从术前到术中、术后全流程规范实施疼痛管理，使用药物疗法及非药物疗法来减轻儿童术后疼痛。

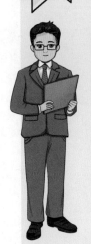

1. 科普宣教 要在术前做好家属及患儿相关手术知识科普宣教和心理指导，宣教内容包括手术过程、术后发生疼痛的时间等，教会家长如何通过观察并配合医护人员对孩子疼痛程度进行充分评估。

2. 围手术期镇痛管理 医护人员要提前制订计划，做好术后疼痛观察记录，根据手术部位、切口大小、患儿年龄、气道情况及心肺功能情况等对患儿进行整体评估，与相关人员进行充分交流，定期进行疼痛评估。

术后疼痛 疼痛的处置

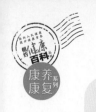

3. 非药物镇痛　可通过亲子触摸、按摩、心理支持、看书、看动画片等方式转移对疼痛的注意力。如果孩子脾气比较急躁，家长需要通过陪伴、沟通交流等方式安抚孩子的情绪，减少对中枢神经系统的刺激。当使用非药物方法时，要根据孩子的具体情况选择合适的方法，并密切观察反应。如果发现孩子的疼痛持续或加重，要及时与医护人员沟通，积极采取其他更有效的镇痛方法。

4. 药物镇痛　术后镇痛常选用药物有非甾体抗炎药、阿片类、静脉麻醉阻滞类药物，具体要由医师根据孩子的实际情况选择合适的药物。

儿童术后疼痛的处置要根据患儿年龄、手术类型和临床情况合理选择，提供安全、有效、个体化的镇痛方案，并尽可能减少相关不良反应。

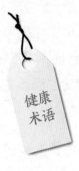

手术后疼痛：是外科手术创伤引起的一种不愉快的感觉和情绪体验，大多数患儿术后常常会经历中度至重度疼痛，特别是在术后3天内。

（廖立红）

4. 儿童**疼痛**可以做**康复训练**吗

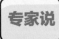

疼痛会给儿童带来心率、呼吸加快，血压、颅内压升高，行为改变，社交障碍等一系列不良影响。目前，儿童疼痛问题也越来越受到关注与重视，其中儿童疼痛康复旨在帮助儿童克服各种疼痛问题，以实现功能恢复和生活质量提高，所以儿童疼痛的康复训练是非常值得关注的。

专家说

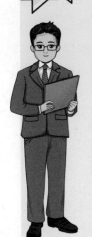

儿童耐受能力有限，对疼痛描述不确切，可能影响医护人员对疼痛程度的正确评估，导致儿童疼痛没有得到足够的重视及处理。疼痛康复涵盖多个领域，包括物理治疗、药物治疗、心理治疗等，适用于不同类型和程度的疼痛。

1. 疼痛评估　确定疼痛的类型和程度，根据评估结果制订康复治疗方案。治疗方案还需要结合儿童年龄、病情和家庭情况等进行调整和实施，也要与家庭成员沟通交流，以确保儿童得到最佳的治疗效果。

2. 疼痛康复　实施儿童疼痛康复训练应遵循以下步骤。

（1）与孩子进行开放式对话，了解他们的疼痛感受和影响程度。

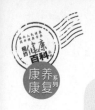

（2）根据孩子的年龄和理解能力，提供简单的解释，帮助他们理解疼痛的原因和过程。

（3）与孩子一起制订应对疼痛的计划，包括他们可以使用的行为和应对策略。

（4）指导孩子使用放松技巧和深呼吸来缓解疼痛。

（5）通过改变体位、局部按摩及创造舒适环境来减轻患儿疼痛。

（6）物理治疗：包括经皮神经电刺激、水疗、运动机能贴布、局部冷敷等。

在康复训练中，医护人员会指导儿童进行功能训练，以帮助他们恢复身体功能并减轻疼痛，还可以帮助儿童建立自信心和积极的心态，使他们更加积极地参与康复治疗。康复训练是儿童疼痛管理的一个重要组成部分，但由于每个孩子的情况都是独特的，最好在医师的指导下进行个性化训练。

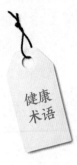

健康术语

儿童疼痛康复训练：是一种旨在帮助孩子理解和应对疼痛的综合性方法，包括教育、行为训练、应对技能和物理治疗，可帮助孩子减少对疼痛的恐惧，提高疼痛耐受性，加速康复。

（廖立红）

5. 儿童为什么会出现**关节痛**

　　不少学龄前和学龄期儿童常对父母说关节痛，很多家长会认为是骨头生长造成的，未给予太多关注，事实上关节疼痛有可能是一些疾病的先兆，需要引起足够的重视。

　　儿童关节痛多见于膝关节、髋关节，有时也会出现在腕关节和踝关节。

　　引起儿童关节痛的原因主要有以下几方面。

　　1. 外伤　　儿童在玩耍或运动过程中容易出现摔倒、磕碰等外伤，导致关节或肌肉受损，从而引起关节痛。

　　2. 低钙血症　　儿童对钙质的需求量较大，如果钙摄入不足，会导致体内缺钙，使肌肉和神经兴奋性增高，可引起关节疼痛或手足搐搦。

　　3. 自身免疫性疾病　　如风湿热、幼年特发性关节炎等，而风湿热大多由于链球菌感染所致。

　　4. 肿瘤　　某些肿瘤疾病也可能导致儿童关节疼痛，如骨肉瘤、白血病等，而且个别儿童常常是以关节疼痛为早期表现，家长切记不能大意，需及时带孩子到医院专科进一步检查，确定诊断。

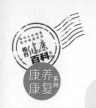

　　5. 髋关节滑膜炎　儿童时期常见关节疼痛的原因，常在发病前 1~2 周有上呼吸道感染史，患儿可能因疼痛不愿站立，不愿行走，甚至出现跛行，一般经消炎、镇痛等对症治疗后可缓解。

　　6. 其他过敏相关疾病　如荨麻疹等也可导致局部肿胀或疼痛。

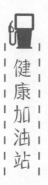

　　关节痛在儿童时期通常是可逆的，有的可自行缓解，有的需要医疗干预。关键是要早期诊断，确定疼痛原因后及时采取措施进行早期干预。

（廖立红）

6. 儿童**慢性疼痛**
对其成长有什么影响

　　儿童时期的疼痛是一种常见但被低估的问题，据统计，全球有 20%~46% 的儿童遭受各种类型慢性疼痛的折磨，世界卫生组织（WHO）认为儿童疼痛是一个重大公共卫生问题。

专家说

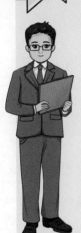

长时间的疼痛不仅会给儿童带来身体上的困扰，更会对他们的心理和社会发展产生深远影响。主要表现为以下几方面。

1. 生理方面

（1）睡眠障碍：慢性疼痛可能导致儿童睡眠质量下降，影响他们的休息和恢复。

（2）食欲减退：疼痛可能导致儿童食欲减退，影响他们的营养摄入和身体健康。

（3）生长发育受阻：长期疼痛可能影响儿童的生长发育，导致身高和体重落后于同龄儿童。

2. 心理方面

（1）情绪问题：疼痛可能导致儿童出现焦虑、抑郁、暴躁等情绪问题，影响其心理健康。

（2）学习困难：疼痛可能影响儿童的注意力，导致学习困难。

（3）社会交往障碍：疼痛可能影响儿童的社交能力，使他们难以与同龄人建立良好的关系。

3. 家庭方面

（1）家庭氛围紧张：孩子的疼痛可能使家庭成员感到焦虑和压力。

（2）家庭经济负担重：长期治疗疼痛可能导致家庭经济负担增加。

关键词

儿童　慢性疼痛　生长发育

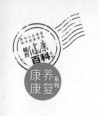

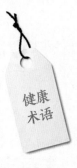

儿童慢性疼痛：是指持续时间超过 6 周的疼痛，是组织损伤痊愈后依然持续存在或持续时间 3~6 个月甚至更久的疼痛类型。儿童慢性疼痛多见于腹痛、头痛、腰背痛、肌肉骨骼痛、纤维肌痛、神经病理性疼痛、癌症相关性疼痛等。

儿童慢性疼痛原因复杂多样，涉及生理、心理和社会环境因素。缓解疼痛的方法包括药物治疗、物理治疗、心理治疗和康复治疗等。预防和管理儿童慢性疼痛需要注意规律生活、健康饮食、心理健康关怀和健康教育。及时诊断和治疗、提供心理支持、增强家庭支持及培养孩子的应对能力等措施对于缓解儿童慢性疼痛有积极作用。通过综合干预和多方位的治疗，可以帮助儿童缓解疼痛、提高生活质量。

（廖立红）

7. 如何用**非药物疗法**
缓解儿童疼痛

儿童疼痛是许多父母会面临的问题，尽管药物可以缓解疼痛，但并非所有疼痛都需要药物治疗。非药物疗法作为缓解儿童疼痛的重要辅助手段，在许多情况下可帮助孩子减轻疼痛感，不但减少了对药物的依赖，还可以提供更全面的疼痛管理。

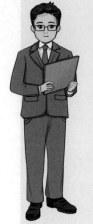

专家说

非药物疗法在临床上可单独使用，也可以结合药物疗法共同使用，以提高镇痛效果，主要包括以下几方面。

1. 行为干预

（1）减少疼痛刺激：提供舒适的环境，避免强光或噪声；注意保护患儿皮肤的完整性，采用纱布或敷贴覆盖于肘部、踝部等骨隆突处，撕取胶布应采用无痛技术，避免疼痛甚至皮肤损伤；尽量在患儿清醒时进行各项操作，动作轻柔、准确，尽量缩短刺激时间。

（2）喂食糖水法：通过甜味刺激，可激活内源性阿片样物质的释放，产生镇痛效果，但不适用于胎龄或体重较小的早产儿及病情危重、有坏死性小肠结肠炎征象的新生儿。

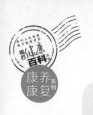

（3）提供袋鼠式护理：通过温和的皮肤接触，刺激触觉、前庭和运动感觉系统而调节行为状态，缓解疼痛。

（4）非营养性吸吮：通过刺激患儿口腔触觉和机械感受器提高疼痛阈值，产生镇痛效果。

（5）体位支持：婴儿四肢屈曲交叉于胸腹前，类似于宫内正常胎儿姿势，可降低应激反应，缓解各种致痛性操作所致的疼痛。

（6）其他：适宜的抚触、适度摇晃、拥抱、音乐疗法、嗅觉安抚等措施，均能有效缓解患儿的操作性疼痛。

2. 认知干预　认知行为干预对减轻儿童诊疗性疼痛的影响也是非常必要的。

◎　建立宽松、自由、开放的儿童诊疗环境，父母的陪伴可有效减轻分离性焦虑、恐惧。

◎　让患儿父母了解相关疼痛知识，给予患儿正确的鼓励和支持，使之有良好的医疗配合行为。

◎　心理准备和心理适应：为孩子提供心理支持，如鼓励、安慰和解释，可以帮助他们更好地应对疼痛。与孩子交流并给予关爱，可以减轻他们的焦虑和压力。角色扮演、分散注意力等训练对减轻儿童疼痛也有良好的效果。

3. 按摩、冷敷或热敷　可以通过舒缓肌肉紧张和关节不适来缓解疼痛。

4. 改变活动方式　改变孩了的活动方式可以缓解疼痛，对于因不良姿势或过度使用某些肌肉而引起的疼痛，调整活动方式也可以有所帮助。

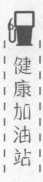
健康加油站

对于不同年龄段和不同类型的儿童疼痛，治疗方法可能会有所不同。因此，在采取任何缓解疼痛的方法之前，建议先咨询医师或专业医疗人员，治疗方案需要个体化和多学科综合考虑。通过综合治疗和管理，帮助儿童减轻疼痛症状，提高生活质量，促进身心健康全面发展。

（廖立红）

二

感染预防与
护理

8. 为什么长期卧床的儿童需要进行**皮肤护理**

对于长期卧床的儿童，家长通常关心孩子疾病本身的情况，如神志、生命体征等，却往往忽略了孩子的皮肤问题。有些家长甚至错误地认为，关注皮肤应该是老年人才需要考虑的问题。殊不知，对于长期卧床的儿童，更应该注意皮肤管理。

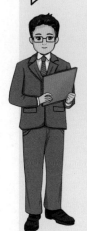

专家说

长期卧床可能导致一系列与皮肤健康相关的问题，主要表现为以下几方面。

1. 压力性损伤的风险增加 儿童长时间卧床，骨骼等突出部位的皮肤可能受到持续性的压力、摩擦或剪切而受损，导致压力性损伤的发生。

2. 皮肤感染的风险增加 卧床的儿童如果护理不到位，使其长时间处于相同的体位，或者因年龄小、病情重不能正确表达，导致汗液、尿液、粪便等长时间在皮肤表面停留，会增加皮肤感染的风险。

3. 循环问题 长期卧床可能导致儿童血液循环受阻，影响皮肤细胞的养分供应及废物排出，进一步增加皮肤损伤的风险。

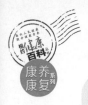

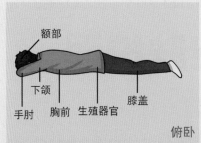

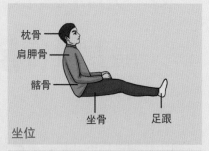

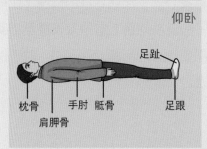

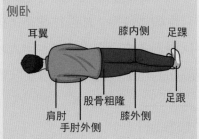

不同体位下的压力性损伤部位

4. 湿疹和皮疹 长时间处于卧床状态，由于尿液或汗液浸湿床单和衣物等原因，可能导致湿疹和皮疹的发生。

因此，建议采取如下皮肤管理的相应措施。

1. 定时翻身，每2小时翻身一次，减少对某一部位的持续性压力，适当进行受压部位的按摩，促进血液循环。

2. 使用合适的床垫、减压护具，避免压力性损伤。

3. 定期清洁儿童的皮肤，应用适当的护肤品保持皮肤滋润。

4. 定期检查儿童的皮肤状况，及时发现并处理相关皮肤问题。

5. 如果合并尿布疹、湿疹等情况，可在专业医师的指导下选择药物治疗，缓解不适。

6. 确保安全的情况下，进行肢体被动活动，防止关节挛缩，预防皮肤损伤。

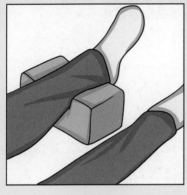 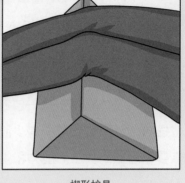

U形护具   楔形护具

减压护具

对于长期卧床患儿的皮肤管理，医疗专业人员和家长都发挥着关键作用。早期识别影响皮肤健康的高危因素，采取相应的护理措施，可以预防并减少皮肤相关的并发症，为孩子的健康保驾护航。

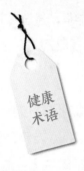

健康术语

压疮： 又称"压力性损伤"或"褥疮"，是由于局部皮肤长期受压，发生持续性缺血、缺氧、营养不良而致组织损伤、溃疡甚至坏死，好发于受压的骨骼突出部位，如骶尾骨、脚踝、足跟、臀部等。

（黄　艳　杨文静）

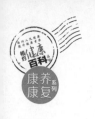

9. 为什么要对 ICU 住院儿童
进行**良肢位摆放**

重症监护室（intensive care unit，ICU）里的儿童因长期卧床、制动，躯干或肢体常置于某一位置，易出现压疮或关节挛缩。早期的良肢位摆放能够有效预防并减少肢体痉挛和畸形的发生，且有利于肢体的恢复，可提高其生活能力和生活质量。

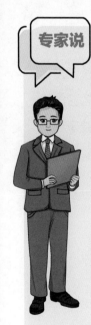

专家说

危重症儿童进行良肢位摆放，是早期抗痉挛治疗的重要措施之一，可以减少肌肉和关节的损伤，维持患儿的舒适度，有效预防和减少并发症的发生，有助于患儿的康复。良肢位摆放的作用主要表现为以下几方面。

1. 防止肌肉萎缩　危重症儿童往往需要长时间卧床，不正确的肢体摆放可能导致肌肉萎缩。通过定期改变肢体的位置，可以帮助其维持和激活肌肉的功能，减缓肌肉萎缩的进展。

2. 预防关节僵硬　长时间保持相同的肢体位置会导致关节僵硬，定期更改肢体的位置，维持关节在正常范围活动，可以有效预防关节僵硬的发生。

3. 减轻压力　有效的良肢位摆放有助于减轻身体各部位的压力分布，预防压力性损伤等皮肤并发症。

4. 提高舒适度，促进心理健康　提高患儿的舒适度，减轻疼痛感，利于康复。

5. 促进循环　合理的良肢位摆放可以促进血液循环，减少静脉淤血，预防深静脉血栓形成。

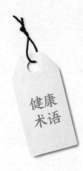

健康术语

良肢位：是指为了保持患儿肢体的良好功能而摆放的一种体位或姿势，是从治疗、护理的角度出发而设计的一种临时性体位，也称为"抗痉挛体位"。

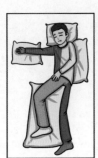 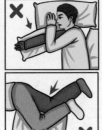 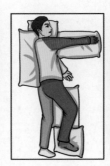 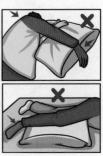

患侧卧位　　　　　　　　　　　　健侧卧位

抗痉挛体位

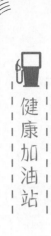
良好的体位摆放有助于预防关节挛缩的发生，为患儿肢体功能恢复打下良好基础。在体位摆放时需注意以下几点。

1. 摆放良肢位时不能拖、拉、拽患侧肢体。

2. 要定时变换体位，每2小时翻身一次。

3. 患侧卧位时一定要使肩被动前伸，避免长时间受压。

4. 良肢位摆放时要注意各个关节的抗痉挛摆放。

5. 向广大家长做好宣传教育工作，将良肢位摆放贯穿到日常护理中，为后期家庭日常护理及进一步康复做好准备。

（黄 艳 杨文静）

10. 术后出院如何
预防伤口感染

伤口感染是手术患儿出院后的常见问题。感染可能会导致疼痛、延长恢复时间，甚至可能对孩子的健康产生长期的负面影响。因此，采取适当的预防措施以降低感染风险是非常重要的。

专家说

宝宝术后护理的建议

1. 缓解疼痛

术后轻度疼痛：可采取非药物治疗方法，如安抚奶嘴、棒棒糖、听音乐、看视频等方法来转移注意力。

术后中度疼痛：可在医师指导下适当给予布洛芬、双氯芬酸等药物来缓解疼痛，尽量达到无痛目标。

2. 尽早去除胃管及引流管 减少不必要的留置，降低暴露时间与感染风险。

3. 早期进食及喂养 研究表明，早期喂养并不会增加吻合口瘘的发生，还能促进肠功能恢复。条件允许时，应在术后24~48小时开始早期经口喂养。

4. 早期活动 能减少肺部感染，促进胃肠功能恢复。学龄前及以上儿童术后清醒即可半卧位或在床上进行适量活动，术后第1天可床边站立或行走，原则上应避免劳累，逐渐增加活动量和时间。婴幼儿可让家长横抱式怀抱，并与孩子互动。

5. 伤口护理 伤口愈合后方可洗浴。出院后观察伤口部位有无发红、发热、血肿、流脓、流液，或者儿童腋温超过37.5℃，及时到门诊或者急诊科就诊。为了降低感染风险，家长需给孩子穿干净的棉质衣物。

关键词

术后出院 伤口感染 预防

6. 心理护理 手术后孩子可能出现焦虑、恐惧等情绪。家长应及时关注孩子的情绪变化，给予关爱和支持。

预防儿童术后伤口感染，应保持健康生活，适度运动，规律作息，改善睡眠，维持愉悦情绪，避免过度紧张。

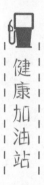

手术治疗儿童出院后，降低伤口感染风险的建议如下。

1. 保持伤口清洁 定期清洁和消毒伤口，避免细菌在伤口处滋生。

2. 正确使用抗生素 根据医师的建议，正确使用抗生素可以预防感染。

3. 避免接触水 伤口愈合前避免接触水，减少感染的风险。

4. 保持伤口干燥 保持伤口干燥可避免滋生细菌，促进伤口愈合。

5. 避免剧烈运动 伤口愈合前，避免剧烈运动可减少伤口摩擦和感染风险。

6. 定期复诊 定期检查孩子伤口愈合情况，及时发现问题并对症处理。

（詹丽霞 蔡文艳）

11. 穿戴矫形支具
儿童如何护理

脑瘫、脊髓损伤、脊髓性肌萎缩症等神经运动功能障碍的儿童可以通过针对性地装配矫形器，帮助其预防和矫正肢体畸形，提供稳定的支撑和保护，达到改善功能的目的。穿戴矫形支具儿童的日常护理需要引起家长的关注。

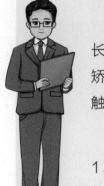

穿戴矫形支具的儿童需要特别护理，以确保支具的有效性和儿童的舒适度，因此需要注意以下几点。

1. 正确穿戴 学会正确穿戴矫形器至关重要。家长需要在专业医师的指导下给孩子正确穿戴，以确保矫正效果。佩戴踝足矫形器时尽量不要直接与地面接触，可在外面穿鞋减少滑倒风险。

2. 适应时间 首次穿戴矫形支具时间不宜过长，1 小时左右取下，休息约 15 分钟后继续穿戴，以后逐渐增加至理想的佩戴时间。

3. 皮肤护理 家长应定期检查孩子佩戴矫形器的部位，特别是可能有摩擦或压力的区域，观察有无皮肤的磨损、破溃等，如有异常应及时就诊；另外，在受压、摩擦皮肤处使用润肤霜等护肤品也有助于保持皮肤健康，减轻不适感。

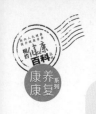

4. 保持清洁 孩子出汗较多时，应及时更换衣物，防止细菌滋生并减少儿童皮肤问题的发生，有皮肤破损或感染时可及时就诊，并在医师指导下暂缓佩戴矫形器。

5. 儿童参与 如果孩子年龄适当，可以鼓励他们参与护理过程，解释矫形器的作用和重要性，增加依从性。

以上为一般性建议，具体护理方法因矫形器类型、患儿病情和医师建议而有所不同。密切关注孩子的反馈是确保矫形器舒适且有效的关键。

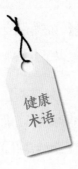

矫形器： 是指装配于人体四肢、躯干等部位的体外装置。矫形器是康复治疗的重要手段之一，由于肢体功能随发育发生动态变化，所以在治疗过程中要注意纠正畸形和恢复功能的辩证统一。

佩戴矫形器是为了预防或矫正四肢及躯干的畸形，或治疗骨关节及神经肌肉疾病，并补偿其功能。儿童处于生长发育阶段，矫形器的适配在保证生物力学设计特性的前提下，尽量做到轻便舒适、耐用安全，减少对孩子生长发育的影响。家长也要加强与相关专业人员的联系，确保支具的适应性和有效性。

（黄　艳　任文文）

12. **感染**会对儿童康复 产生什么影响

关键词

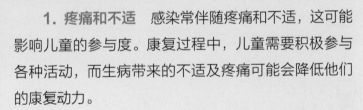

感染 儿童康复

在日常生活中，儿童感染疾病的情况并不少见。这些感染可能包括普通感冒、流行性感冒、肺炎、肠胃炎等。这些疾病不仅会给儿童带来身体上的不适，还会耽误儿童的康复训练进度，影响康复治疗效果。因此，家长应该积极预防感染，并在孩子感染的早期及时治疗，以确保康复治疗顺利进行。

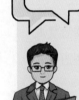

感染会对儿童康复训练产生以下影响。

● **身体方面的影响**

1. 疼痛和不适 感染常伴随疼痛和不适，这可能影响儿童的参与度。康复过程中，儿童需要积极参与各种活动，而生病带来的不适及疼痛可能会降低他们的康复动力。

2. 免疫状态紊乱 感染可能引起儿童身体免疫状态紊乱，诱发炎症反应。这可能导致康复训练期间免疫系统的不稳定性，影响身体对康复的积极响应。

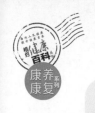

● **心理方面的影响**

1. 影响康复信心　感染可能会对儿童的心理健康产生负面影响。焦虑、抑郁等心理状况可能影响儿童对康复的态度和信心。

2. 社交隔离　儿童因感染而受限于社交活动，可能面临与同龄人的隔离，从而导致心理上的孤独感。社交支持对于儿童康复过程中的心理健康至关重要。

感染可能导致康复计划的调整，包括暂停训练、减少康复活动的强度或频率，以适应患病状态。这可能影响康复治疗的效果，使康复进程变缓，带来额外的心理、经济负担与儿童及家庭生活不便。

我们可以通过健康饮食、及时接种疫苗、适度锻炼提高免疫力、培养良好卫生习惯，预防儿童感染，以确保儿童顺利进行康复治疗。

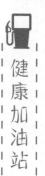

康复治疗过程中，积极的感染防控意识是确保儿童康复训练顺利进行的重要保障。家长要培养孩子养成良好的卫生习惯；保持良好的营养和充足的睡眠，增强免疫力；定期接种疫苗、避免高风险场所，减少感染的风险；一旦发生感染及时就诊；主动学习应对感染风险的相关知识，以确保儿童的康复效果。

（詹丽霞　蔡文艳）

13. 如何**预防**儿童在**医院内感染**

关键词

医院感染是儿童在医院治疗过程中常见并发问题，即使在发达国家也有约 5% 的医院感染发病率。在康复病房，因患儿基础疾病重、治疗时间长、营养状态不佳等原因，容易发生医院感染。因此，积极预防医院感染的发生，可以减少患儿不必要的痛苦，有利于康复治疗，减轻家长的经济负担。

儿童康复　医院感染

专家说

医院感染常常是由于环境不洁、医疗操作不规范、儿童免疫力差、病房空气不通畅等原因导致的。针对这些因素我们可以采取以下措施。

1. 做好手卫生　勤洗手是预防感染最基本、最有效的方法之一，家长及儿童按照正确且规范的步骤洗手，可有效预防感染的发生，尤其在传染病高发季，做好手卫生至关重要。

2. 接种疫苗　及时接种疫苗是预防传染病的重要手段，家长应确保儿童接受必要的疫苗保护，提高孩子对病原体的抵抗力。

3. 保持清洁　保持环境的清洁，包括儿童周围的物品和空气等。开窗通风，保持良好空气环境是最经济、有效的方式。

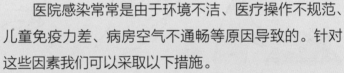
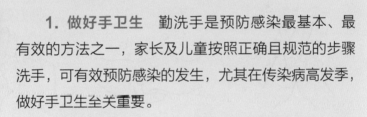

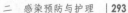

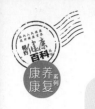

4. 佩戴口罩　在可能接触到其他呼吸道感染患儿时，应给孩子佩戴口罩，同时保持安全距离，减少呼吸道传播的风险。

5. 限制探访　限制医院病房探访的人数及时间，可以减少外来人员对医院环境的影响。因此，住院期间家长应该积极配合医院的管理规定。

6. 增强意识　家长可以通过各种渠道了解感染的传播途径，提高预防感染的能力，学习识别儿童早期感染迹象，并在出现症状的早期及时干预，积极就医。

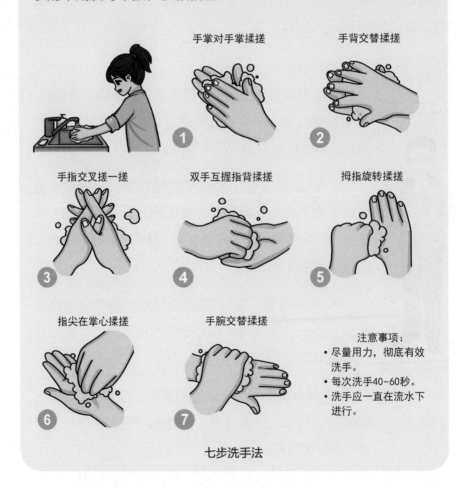

手掌对手掌揉搓　　手背交替揉搓

手指交叉搓一搓　　双手互握指背揉搓　　拇指旋转揉搓

指尖在掌心揉搓　　手腕交替揉搓

注意事项：
• 尽量用力，彻底有效洗手。
• 每次洗手40~60秒。
• 洗手应一直在流水下进行。

七步洗手法

病房是儿童治疗和康复的重要场所，减少医院感染的发生对于保证儿童康复治疗效果至关重要。家长和医务人员应共同努力，遵守医院的各项规定，积极配合医院的各项感染防控措施，尽可能降低儿童在医院内感染的风险，以最大限度提升康复效果，全方位守护儿童健康。

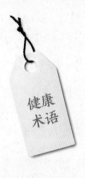

健康
术语

医院感染：是指住院患儿在医院内获得的感染，包括住院期间发生的感染或者在医院内获得而出院后一定时间内发生的感染，但不包括在入院前已开始的感染和入院时已处于潜伏期的感染。

（黄　艳　张姗姗）

14. 儿童**发热**时应该怎么办

　　孩子一旦发热，家长们往往会非常着急，担心高热会不会把孩子的大脑烧坏？其实，发热是人体的自我保护机制，通常是身体在对抗感染或其他疾病时的自然反应。一定程度的发热还可以增强自身免疫功能，对病情恢复有益。

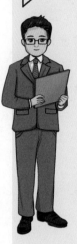

发热是症状，不是疾病。孩子出现发热，家长怎么处理才是正确的？

1. 观察是否还有其他症状 家长不能只关注怎么尽快把温度降下来，而应该尽可能观察孩子是否有咳嗽、气促、食欲减退、呕吐、腹泻、皮疹等其他症状，这些信息可能有助于医师判断发热的原因。

2. 测量体温 一般认为，腋温 37.5~38℃ 为低热，38.1~39℃ 为中等热，超过 39℃ 为高热，超过 41℃ 为超高热。

3. 保持适当饮水 维持良好的水分摄入对于帮助儿童退热非常重要。

4. 穿着适当 让儿童穿着轻便透气的衣物，避免过度包裹，有助于散热。

5. 使用退热药 使用药物前最好咨询医师，确保正确使用和避免不良反应。

世界卫生组织（WHO）和我国的发热指南均推荐，针对儿童发热，可选择对乙酰氨基酚或布洛芬，两者的特点及推荐用法如下表。

小儿对乙酰氨基酚与布洛芬的特点及推荐用法

各项指标	对乙酰氨基酚	布洛芬
体温下降时间	1~2 小时	1~2 小时
起效时间	<1 小时	<1 小时
作用持续时间	4~6 小时	6~8 小时

各项指标	对乙酰氨基酚	布洛芬
使用年龄	2月龄及以上	6月龄及以上
给药途径	口服、栓剂	口服、栓剂
每次最大剂量 (以两者中较低剂量为准)	600毫克或15毫克/(千克·次)	400毫克或10毫克/(千克·次)
每日最大剂量 (以两者中较低剂量为准)	2克或2岁以下60毫克/(千克·天),2~12岁75毫克/(千克·天)	2.4克或40毫克/(千克·天)
给药间隔	两次服药时间至少间隔4小时以上,24小时内不超过4次	两次服药时间至少间隔6~8小时以上,24小时内不超过4次
食物影响	延迟吸收80~120分钟	不影响吸收

6. 物理降温 可给予退热贴贴敷前额或温水擦浴来物理降温,不建议使用酒精擦浴、冰水灌肠等方法,这样会明显增加宝宝的不适感(寒战、起鸡皮疙瘩、酒精中毒昏迷等)。3个月以内的宝宝发热,建议物理降温。

7. 休息 给予宝宝足够的休息时间,保证充足的营养,有助于身体恢复和对抗感染。

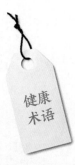

健康术语

发热: 是指机体在致热原作用下或各种原因引起体温调节中枢功能障碍时,体温升高超出正常范围。儿童正常腋温为36~37℃,每个人的正常体温略有不同,而且受许多因素影响。

　　儿童发热是非常常见的症状，绝大多数是由于自限性病毒感染所致。另外，除非是超高热，发热不会对孩子造成伤害。但往往发热也可能是细菌、病毒侵入脑内引起脑损伤的早期表现，因此需要注意，如果存在儿童年龄较小、发热持续时间长、呼吸急促、频繁呕吐、精神不佳、排尿异常、抽搐等情况，应该立即就医，因为这可能是病情较为严重的迹象。在处理儿童发热时，家长也应该密切观察孩子的症状，并根据实际情况采取适当的护理和就医措施。

（黄　艳　李小妍）

口腔护理

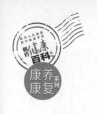

15. 儿童应该如何**正确刷牙**

关键词

圆弧刷牙法　巴氏刷牙法

刷牙是保持口腔清洁的重要口腔保健方法，而正确的刷牙方法能有效去除牙菌斑，同时不损伤正常的牙体和牙周组织，对于维护口腔健康乃至全身健康都至关重要。关于儿童刷牙，一些新手妈妈经常会有这样的疑惑：什么是儿童正确的刷牙方法呢？

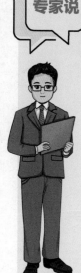

专家说

刷牙的目的是清除牙面上和牙间隙之间的牙菌斑、软垢及食物残渣，能有效减少口腔细菌和其他有害物质，减少菌斑堆积，防止龋病、牙龈炎和牙周病。良好的刷牙方法既能有效去除牙菌斑，又不损伤牙体和牙周组织，而不恰当的刷牙方法则会引起牙龈萎缩、牙面磨损甚至楔状缺损等。

刷牙方法很多，然而没有一种方法适用于所有人。消除菌斑应从第一颗乳牙萌出开始，这项工作需要父母来完成，即父母一只手固定婴儿，另一只手的手指缠上湿润的纱布或者指套牙刷轻轻清洁牙面并按摩牙龈组织，需每日一次。圆弧刷牙法（Fones 刷牙法）适用于 2~6 岁的儿童，具体操作：①刷后牙外侧面时，上、下牙齿咬在一起，牙刷刷毛轻度接触上颌最后一颗磨牙的牙龈，用圆弧动作从上颌牙龈拖拉到下颌牙龈，再从下颌牙龈拖拉到上颌牙龈，依次前行至前牙区；②刷前牙外侧面时，则发"1"的音，刷头做同样的连续圆弧形动作；③刷内侧面时，将牙刷的刷头水平（后牙区）或垂直（前牙区）放置于牙齿内侧面，用轻微压力往返颤动，依次前行直至刷完口内全部牙齿；④刷咬合面时，则将刷毛指向咬合面，稍用力前后短距离来回刷。此外，要早晚刷牙，尤其是睡前刷牙更重要，而且每次刷牙时间至少为2分钟。

6~14岁儿童建议尽可能掌握并使用水平颤动拂刷法（改良bass刷牙法）刷牙，具体操作：将刷头放置于牙颈部，刷毛指向牙根方向并与牙长轴呈45°角，轻微加压使刷毛部分进入龈沟内；以2~3颗牙为一组开始刷牙，采用短距离水平颤动的动作刷牙。

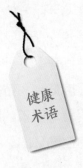

健康术语

巴氏刷牙法：又称水平颤动拂刷法，是一种有效去除龈沟内和牙面菌斑的刷牙方法。

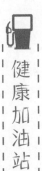

健康加油站

牙菌斑是牙齿龋病和牙周病的主要原因，良好的刷牙习惯和刷牙方法能有效去除牙面上的牙菌斑，从而有效维护口腔健康。此外，牙膏的主要作用是辅助刷牙，能增强牙刷的摩擦力，帮助去除牙菌斑，有助于消除口腔异味，保持口气清新。可根据不同的需求，选择不同功效的牙膏，比如防龋、抗牙本质过敏、美白、抑制菌斑牙膏等。

（杜观环）

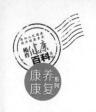

16. 为什么会得**龋齿**

在日常生活中，我们经常会遇到一些幼儿或者学龄前儿童的牙齿出现黑褐色的情况。有些家长认为，乳牙早晚要被恒牙替换，因此不需要去医院治疗，等新的恒牙长出来把这些坏的乳牙替换掉即可。其实，这个想法是非常错误的。

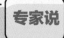

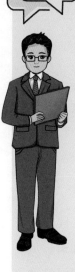

不良的喂养习惯和缺少有效的牙齿清洁是低龄儿童龋（小于 6 岁的儿童乳牙龋）的主要原因。不良喂养习惯包括含奶瓶或乳头入睡、过多饮用含糖饮料、延长母乳或奶瓶喂养时间等。此外，由于乳牙的形态解剖特点、乳牙矿化程度低、儿童的饮食习惯和特点以及儿童口腔清洁作用差等因素的影响，导致乳牙更易患龋病。同时，食物在乳牙的牙颈部易滞留，且乳牙颈部属于低矿化区域，这种低龄儿童龋通常表现为较快发展的靠近乳牙牙颈部的环形龋。

值得家长注意的是，乳牙龋的危害有时候甚至比恒牙龋更加广泛、严重。除了影响儿童的咀嚼功能外，乳牙龋还会影响恒牙的萌出顺序和位置、造成面部不对称，甚至因影响儿童社交而导致儿童内向、自卑等。因为乳牙龋的发展速度快、累及范围广，所以，家长一定要重视，定期进行口腔检查，一旦发现乳牙龋及时治疗。

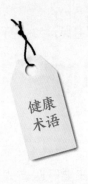

低龄儿童龋： 小于 6 岁的儿童，只要任何一颗乳牙上出现一个或一个以上的龋（无论是否成为龋洞）、因龋所致的牙面缺失、因龋所致的补牙面，即为低龄儿童龋。

猛性龋： 即突然发生、涉及牙位广泛、迅速形成龋洞，早期即波及牙髓，且常发生在不易患龋的牙和牙面上。该病多发生于喜食含糖量高的食物而又不注意口腔卫生的幼儿，此外，严重的乳牙牙釉质发育不全也是猛性龋的重要病因。

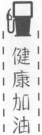

　　乳牙龋的危害有时候比恒牙龋更广泛、更严重，比如造成偏侧咀嚼引起面部不对称；乳牙龋发展成根尖周炎后会影响下方的恒牙牙胚，导致恒牙釉质发育不全及恒牙萌出顺序和位置异常；因咀嚼功能降低而影响儿童消化功能，导致儿童营养失调甚至发育缓慢；影响儿童美观和发音，从而对儿童的心理发育产生不良影响等。因此，需要定期进行口腔检查，预防龋齿发生，对已经发生的乳牙龋，做到早发现、早治疗。

（杜观环）

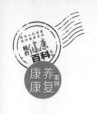

17. 为什么夜间睡眠
要尽量**避免口呼吸**

　　鼻腔是呼吸道起始部，因此通常情况下我们的主要呼吸方式是鼻呼吸，而在运动、紧张的时候也会发生生理性口呼吸的情况。然而，一些家长观察到小朋友夜间睡觉时会长时间甚至整夜张着嘴呼吸。那么，儿童夜间睡眠时口呼吸究竟有哪些危害呢？

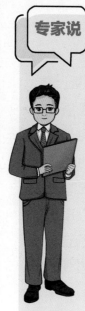

专家说

　　口呼吸分为病理性口呼吸和习惯性口呼吸。病理性口呼吸多由过敏性鼻炎、鼻咽结构异常（如鼻中隔偏曲、鼻甲肥大、腺样体和/或扁桃体肥大）或上呼吸道感染等引起。个别儿童曾有鼻炎或者腺样体肥大，虽然经过治疗后已去除上述病因，但仍有习惯性口呼吸。由于夜间睡眠时口呼吸破坏了鼻腔和口腔气压的正常平衡，使得口腔气压增大，而鼻腔内的气压减小，长此以往则会导致鼻腔无法向下扩展，进而造成腭部高高拱起。同时，口呼吸时舌体位置后移，而左右两侧的颊肌仍在施力压迫牙弓，从而阻碍了牙弓宽度的正常发育，导致患儿的牙弓狭窄，上颌前牙前突，颜面表现为"开唇露齿"。

　　当然，并不是所有开唇露齿的儿童都有夜间病理性口呼吸。因为除了病理性口呼吸，儿童上唇短及功能异常、上颌前牙前突、上颌前部牙槽骨高度过大，都有可能出现"开唇露齿"。此外，患儿为了扩大鼻咽通道，往往会将头抬起前伸，在这个过程中下颌则被牵引向下，下颌下垂，长此以往则发展为下颌后缩畸形，影响患儿面容。

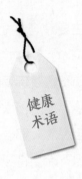

口呼吸：人在安静时（比如睡眠）气流应绝大部分通过鼻腔，这种呼吸状态为正常呼吸。若超过一定比例的气流通过口腔则为口呼吸，这是一种异常呼吸状态，通过口腔的气流比例一般为 25%~30%，若气流全部经由口腔通过，则为严重的口呼吸。

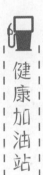

2~6 岁儿童口呼吸多为腺样体和 / 或扁桃体肥大引起的病理性口呼吸，对于重度腺样体肥大、堵塞鼻后孔超过 50% 的患儿，应尽早手术。对于习惯性口呼吸者，则需要去口腔正畸科进一步诊治，可能需要借助功能矫正器、肌功能训练等方法，争取早诊断、早治疗。

（杜观环）

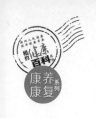

18. 为什么**恒牙**因**外伤脱落**后要保存好并及时就医

校园的操场上、儿童乐园里，处处可见儿童运动和嬉戏玩闹的身影。儿童天性活泼好动，同时也增加了儿童发生碰撞、撞击和跌倒的风险，而这些风险容易导致牙齿外伤，甚至牙齿完全脱落。那么，儿童刚萌出的年轻恒牙意外脱落后，该如何应急处理呢？除了将脱落的牙齿妥善保存外，还要争分夺秒去医院就诊，行牙齿再植术。

专家说

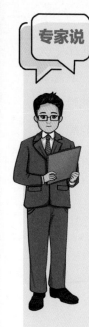

牙齿受外力后完全脱出牙槽骨称为牙齿完全脱出，是最严重的一种牙齿外伤，常见于单颗年轻恒牙。这是由于年轻恒牙的牙根未完全形成，牙槽骨等牙周的支持组织较为脆弱，因此受到外力后易发生脱出，其中门牙处于面部较为突出的部位，因而最容易累及。目前，牙齿脱出后可以进行牙再植。脱落牙的再植贵在即刻，可以迅速捡起脱落的牙齿，用自来水轻柔地简单冲洗后直接将牙齿放入牙槽窝内，然后嘱儿童嘴巴闭起，并及时到医院就诊。牙齿脱出牙槽窝的时间越短，则牙再植的成功率越高，5分钟以内再植属于迅速再植，若牙齿脱落30分钟以上再植，则发生牙周膜愈合（牙再植最理想的愈合方式）的机会极低。

另外，脱落牙齿的保存方式是影响牙再植成功率的另一主要因素。最好的脱落牙齿保存液体是 Hanks 平衡盐溶液，若在事发现场无法获得，则可以用生理盐水、牛奶或唾液来保存脱落的牙齿，切记不可过长时间将牙齿保存在干燥环境或自来水中。

　　儿童活动性较强，常易发生碰撞、跌倒等，容易造成牙齿外伤甚至脱落。年轻恒牙外伤多发生于 7~9 岁儿童，主要累及上颌中切牙和上颌侧切牙。年轻恒牙因外伤脱落后，将牙齿简单清洗后放回牙槽窝内，并尽早就诊进行牙再植，争取脱落牙与牙槽骨之间形成理想的愈合和修复形式。

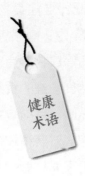

健康术语

牙外伤：指牙齿受到急剧创伤，特点是打击或撞击所引起的牙体硬组织、牙髓组织和牙周支持组织损伤，是仅次于龋病造成儿童牙齿缺损或缺失的第二大疾患。

（杜观环）

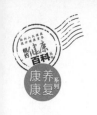

19. 为什么要鼓励儿童
饮食多样化

关键词

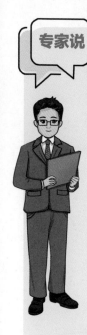

牙酸蚀症　健康饮食

　　日常生活中，我们经常听到家里老人对孩子说：多吃肉，长得高，身体好。但是，有些儿童只喜欢吃荤菜，不喜欢吃蔬菜、水果，而有些儿童则不喜欢吃米饭等主食，只喜欢吃巧克力、薯片等零食。其实，在保证营养均衡的情况下，健康的儿童饮食结构应该多样化且具有一定的硬度。

专家说

　　过量摄入高糖、高盐、高脂肪、低纤维性食物，不仅与全身系统性疾病（如冠心病、脑卒中、糖尿病、肥胖等）密切相关，也与龋病、牙周病等口腔疾病密切相关。摄入富含维生素、矿物质、膳食纤维的食物可以同时预防全身疾病和口腔疾病。然而，目前食物普遍精细化，且儿童食物更偏软黏。这些过度精细化加工的食物，一方面容易造成儿童牙齿表面软垢、食物残渣堆积，诱发龋病；另一方面也不利于儿童口腔颌面部的发育和咀嚼功能的训练。

　　5 岁是儿童乳牙龋病的高发年龄段，这个时候除了注意合理膳食保证营养均衡外，尤其要鼓励儿童多吃纤维性食物，摄入具有一定硬度的食物，以增强咀嚼功能。儿童咀嚼能力的发展能加强对食物中营养成分的消化吸收，也对牙齿、牙龈健康，牙列形态、颌面部肌肉发育和语言发育等有促进作用。因此，儿童应平衡膳食模式，饮食多样均衡，远离游离糖（如纯果汁、浓缩果汁中的糖）和添加糖（食品中的蔗糖、葡萄糖、果糖等），少喝碳酸饮料，减少餐间甜食摄入量和次数。

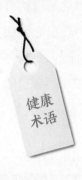
健康术语

牙酸蚀症： 是指在无细菌参与的情况下，由于接触牙面受到酸或其螯合物的化学侵蚀作用而引起的一种病理性、慢性的牙体硬组织表面浅层丧失。牙酸蚀症可引起牙釉质丧失、牙本质敏感、咬合关系紊乱、牙髓暴露甚至更严重的牙齿折断等。

健康加油站

富含膳食纤维、维生素和矿物质的食物不仅有利于预防肥胖、心血管疾病和糖尿病等慢性病，还有利于预防龋病、牙周病、牙酸蚀症等口腔疾病，同时也利于儿童牙齿和咀嚼功能的发育。尤其是学龄儿童，全面、充足、均衡的营养是其正常生长发育乃至一生健康的物质保障。因此，饮食均衡、多样化对儿童口腔健康和全身健康至关重要，同时健康的饮食行为也将使孩子受益终身。

（杜观环）

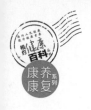

20. 为什么儿童
会发生**口腔溃疡**

有些家长发现孩子会间断性地出现口腔溃疡，溃疡造成的疼痛影响孩子进食、说话、口腔清洁及情绪，甚至严重影响其身心健康。那么，究竟是什么原因导致儿童也会经常发生口腔溃疡呢？是因为缺乏营养吗？还是由于其他因素？经过医师的询问和检查，原来这些儿童的口腔溃疡是"复发性阿弗他溃疡"。

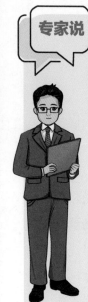

专家说

复发性阿弗他溃疡是最常见的口腔黏膜溃疡类疾病，表现为口腔黏膜周期性地出现圆形或椭圆形溃疡。复发性阿弗他溃疡具有自愈性，即使不治疗，一般 7~10 天也会自行愈合，首发多见于儿童和青少年，其中 10~19 岁最常见。虽然儿童复发性阿弗他溃疡的病因目前还不完全清楚，但已知的病因包括遗传因素（有家族史的儿童其患病风险可高达 90%，同时发病年龄更早、发作频率更高且病情更加严重）、心理因素（如学业带来的心理压力等）、局部创伤因素（如咬唇颊）、营养缺乏（如血清铁、锌、叶酸及维生素 B_{12} 缺乏等）、免疫功能异常及全身系统性疾病（如白塞综合征、乳糜泻、克罗恩病等），普遍认为该病可能是多种因素综合作用的结果。

口腔溃疡反复发作会影响儿童的进食、言语、口腔清洁，甚至会导致患儿烦躁、情绪低落。该病无法根治，治疗目的是抗炎镇痛、促进溃疡尽快愈合及减少复发。患儿日常生活中要避免进食粗糙的过硬食物（如膨化、油炸食品）和过烫食物对黏膜的创伤，戒除咬唇颊等不良习惯，保证营养均衡，避免过度的压力和焦虑情绪。因此，如果儿童口腔频繁地出现溃疡，要去医院口腔科就诊，接受专业的、有针对性的疾病诊治和疾病管理，从而减轻口腔溃疡对儿童身心造成的负面影响。同时，对于一些与全身系统性疾病有关的口腔溃疡，可以通过口腔溃疡发现潜在的全身性问题，有利于全身系统性疾病的早期诊断与治疗。

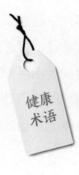

复发性阿弗他溃疡： 又称为复发性阿弗他口炎、复发性口腔溃疡，是最常见的口腔黏膜溃疡类疾病，患病率为 10%~25%，该病具有周期性、复发性和自限性的特征，溃疡发作时灼痛明显，故病名被冠以希腊文"阿弗他（意为灼痛）"。

（杜观环）

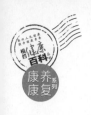

21. 为什么有些孩子
嘴巴总是臭臭的

日常生活中，一些家长会发现小朋友呼吸或者讲话时嘴巴总会出现臭臭的味道，有时候这种气味甚至比较刺鼻。这是怎么回事呢？

专家说

正常情况下，我们口腔的气味一般难以察觉，仅在基础代谢率低、唾液分泌少、口腔自洁作用受限的时候，口腔中的食物残渣和脱落的上皮细胞会被细菌发酵发生腐败，从而产生不良气味。这种生理性口臭通常发生在睡眠后，但这种异味持续时间短，经过刷牙等口腔清洁后会很快消失。病理性口臭是由疾病或者病理性状态导致的口臭，又可分为口腔问题导致的口臭（口源性口臭）和呼吸道、血液等原因导致的口臭（非口源性口臭）。

1. 口源性口臭 主要由厌氧菌引起，细菌消化口腔内滞留的有机物等而产生挥发性硫化物（如硫化氢、甲基硫醇等）与其他异味物质，从而导致口臭。80%~90% 病理性口臭是由口腔局部因素引起的，比如牙龈炎、牙周病、深龋及口腔卫生差等。

2. 非口源性口臭 主要分为呼吸道来源（如慢性上颌窦炎、鼻咽脓肿、支气管炎、肺脓肿等）、血液携带来源（如肝硬化、晚期肾病、糖尿病等）、某些食物（如大蒜、洋葱、韭菜等）及吸烟、饮酒等引起。

儿童（尤其是婴幼儿）进食软而精细的食物较多，这些食物易滞留于口腔，导致儿童口腔卫生状况差，舌面与牙齿上堆积菌斑和软垢，甚至同时伴多个牙齿的深龋，此时口腔细菌降解蛋白质形成挥发性硫化物，进而产生难闻的气味。另外，儿童睡眠时间长，睡眠时唾液流速降低，口腔机械性自洁功能减弱，使口腔细菌增多，产生腐败性气味。此外，除去口腔健康问题，儿童口臭还可能与消化不良、慢性上颌窦炎、鼻咽部感染等有关。

（杜观环）

22. 如何为儿童**正确选择**和**使用漱口水**

在超市货架上，我们会发现琳琅满目的漱口水，它们似乎有不同的成分和功能，让我们眼花缭乱。那么，儿童可以使用漱口水吗？儿童如何正确选择和使用漱口水？漱口水可不可以代替儿童日常刷牙？

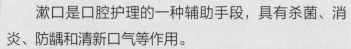

专家说

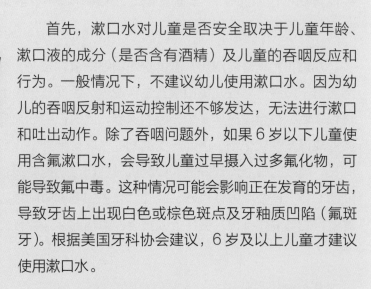

口腔护理　漱口水

漱口是口腔护理的一种辅助手段，具有杀菌、消炎、防龋和清新口气等作用。

首先，漱口水对儿童是否安全取决于儿童年龄、漱口液的成分（是否含有酒精）及儿童的吞咽反应和行为。一般情况下，不建议幼儿使用漱口水。因为幼儿的吞咽反射和运动控制还不够发达，无法进行漱口和吐出动作。除了吞咽问题外，如果6岁以下儿童使用含氟漱口水，会导致儿童过早摄入过多氟化物，可能导致氟中毒。这种情况可能会影响正在发育的牙齿，导致牙齿上出现白色或棕色斑点及牙釉质凹陷（氟斑牙）。根据美国牙科协会建议，6岁及以上儿童才建议使用漱口水。

其次，应该为儿童选择不含酒精、人工色素或香料的漱口水。如果不能确定儿童不会吞咽漱口水，就不要选择含氟的漱口水。漱口水大致分为医用型漱口水和保健型漱口水。医用型漱口水主要用于辅助治疗急性牙龈炎和牙周炎、口腔黏膜溃疡等口腔疾病及口腔术后预防感染。医用型漱口水属于处方类药物，由医师根据儿童口腔情况开具，在没有症状的情况下，长期使用可能会引起口腔菌群失调等问题。

最后，如何漱口呢？正确的漱口方法是将5~10毫升漱口水含在口内，紧闭嘴唇，上、下牙微微张开，使液体通过牙间隙区轻轻加压，然后鼓动脸颊与唇部，使液体充分接触牙、牙龈和口腔黏膜表面，同时运动舌，利用液体压力冲洗口内食物残渣，然后将漱口水吐出。

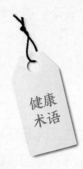

漱口：是利用液体含漱从而清洁口腔的方法，餐后及时漱口能去除口腔内部分食物残渣和软垢，保持口腔清洁。

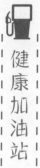

漱口是一种简单易行的口腔护理的辅助手段，可以去除部分口腔内食物残渣，具有辅助治疗口腔疾病、保持口腔清洁、口气清新及防龋的作用。儿童可以使用漱口水，但一般情况下不建议 6 岁以下儿童使用。医用型漱口水的使用频次和剂量需遵医嘱执行，一般每日含漱 2~3 次，连续使用不超过 1~2 周；保健型漱口水则建议每日不超过 2 次且非必要不使用。最后，尤其要注意的是，使用漱口水不能代替刷牙。

（杜观环）

23. 什么是牙齿的**继替**和**换牙**过程

日常生活中，我们经常会发现一些 6~12 岁儿童牙齿大小不一、参差不齐。很多家长会说，这些孩子在乳牙阶段牙齿洁白、整齐，一口小白牙非常漂亮，为什么现在牙齿参差不齐了呢？原来，这个年龄段的儿童牙列进入了乳恒牙替换阶段，即所谓的换牙过程，这个时候的牙列也被称为"丑小鸭阶段"。

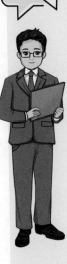

1. 乳恒牙的替换过程 儿童 6 岁左右，乳牙开始陆续地发生生理性脱落，至 12 岁左右乳牙将全部被恒牙替换，这个过程称为乳恒牙替换。这个阶段儿童口内既有乳牙，又有恒牙，因此，6~12 岁也称为儿童混合牙列阶段。尤其需要注意的是，混合牙列阶段是儿童颌骨和牙弓的主要生长发育期，更是恒牙咬合关系建立的关键时期。乳恒牙替换是一个复杂的生物学过程，除了恒牙胚的生长发育和乳牙根的生理性吸收外，还伴随着周围牙槽骨的改建。乳牙和继承恒牙的牙胚在同一个骨陷窝内生长，恒牙胚位于乳牙胚的舌侧（下颌）和腭侧（上颌）。随着生长发育，骨陷窝内的恒牙胚向口腔内移动，随着恒牙胚的移动，乳牙牙根和周围牙槽骨开始吸收，乳牙开始出现松动、脱落，继承恒牙随之萌出。

2. 乳恒牙的替换顺序 一般情况下，左、右同名牙会同时替换，下颌牙的替换略先于上颌牙，女童早于男童。此外，乳恒牙继替顺序一般为切牙最早，前磨牙和尖牙次之。至 12 岁左右，儿童乳牙全部被继承恒牙替代，同时第二恒磨牙完全萌出并建立咬合关系，此时儿童牙列进入恒牙列期。6~12 岁儿童处于生长发育的活跃阶段，其颅颌面部骨骼及牙列咬合均是动态变化的过程，此时可能出现暂时性的牙颌畸形，因此，常常又称这个阶段为"丑小鸭阶段"。随着儿童生长发育，这些暂时性的牙颌畸形有可能会随自行调整而消失。

关键词

乳恒牙替换 混合牙列

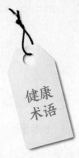

健康术语

乳恒牙替换：儿童 6 岁左右，乳牙开始陆续地发生生理性脱落，至 12 岁左右乳牙将全部被恒牙替换，这个过程称为乳恒牙替换。

健康加油站

　　刚刚萌出的恒牙矿化程度较低，耐酸性较差，且窝沟深，不易清洁，因此在初期存在较高的龋病风险。为降低患病风险，应定期前往医院口腔科对新萌出的恒磨牙和前磨牙进行细致检查，一旦发现问题，及时采取窝沟封闭措施，以减少窝沟龋的发生。窝沟封闭是一种有效的年轻恒牙窝沟龋预防方法。在恒磨牙萌出初期，对健康牙面进行封闭，无须磨除牙体组织，通过使用流动性材料渗透至牙齿窝沟，封闭细菌及其酸性产物侵入的通道，同时使牙面光滑易清洁，从而避免龋齿的产生。

（杜观环）

24. 乳牙滞留有什么影响

　　人类一生有两副牙齿，乳牙列和恒牙列。在儿童生长发育过程中，乳牙逐渐松动、脱落，慢慢换成恒牙。可是，有一些儿童竟然会

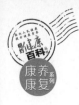

同时出现双排牙，即乳牙和继承恒牙同时存在。经过医师的检查，原来这部分小朋友出现了乳牙滞留的问题。

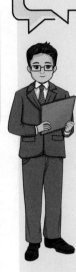

1. 乳牙滞留的原因　随着继承恒牙牙胚的发育和移动，乳牙牙根及其周围牙槽骨发生生理性吸收，乳牙出现松动，随后脱落。如果继承恒牙已经萌出，乳牙未按时脱落，或者在恒牙列中出现乳牙，均称为乳牙滞留。乳牙滞留多因继承恒牙萌出方向异常、埋伏阻生或者先天缺失等，导致乳牙牙根吸收不完全或者不能吸收，乳牙无法松动、脱落等问题也随之而来。此外，佝偻病、侏儒症、外胚叶发育异常、锁骨颅骨发育不全等全身因素及遗传因素均可能导致多数乳牙出现滞留。下颌乳中切牙滞留是最常见的乳牙滞留，此时继承恒中切牙在乳中切牙舌侧萌出，出现"双排牙"。另外，第一乳磨牙滞留也较常见，其残根和残冠往往滞留于新萌出的第一前磨牙的颊侧或舌侧。

2. 乳牙滞留的危害　滞留乳牙占据了牙列内继承恒牙的正常位置，会影响继承恒牙的萌出位置、时间和顺序，从而干扰正常咬合关系的发育和建立。此外，滞留乳牙还会影响口腔清洁，导致局部食物嵌塞和菌斑滞留，增加邻牙患龋的危险性。当儿童出现"双排牙"时，一定要及时去医院口腔科就诊。一般情况下，当恒牙异位萌出但乳牙尚未脱落时，应及时拔除滞留乳牙，使得继承恒牙能顺利萌出。对于继承恒牙先天缺失者，则通常需要综合考虑儿童全口牙列的排列情况后，再决定滞留乳牙是拔除还是保存。

（杜观环）

25. 为什么**口腔健康**
对儿童健康很重要

　　俗话说，病从口入。别看我们的口腔小小的，但是健康的口腔对我们全身健康却至关重要，真的是"小口腔，大健康"。

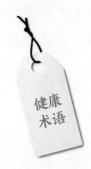

健康
术语

　　口腔健康：是世界卫生组织列出的人体健康十大标准之一，口腔健康的标准是"牙齿清洁、无龋洞、无疼痛感、牙龈颜色正常、无出血现象"。

专家说

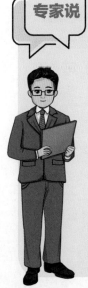

　　口腔是人类消化系统的起始处，具有咀嚼、吞咽、消化、言语、感觉等重要功能，而健康的口腔状态对维持个体的营养吸收、生长发育及心理健康等至关重要。因此，口腔健康与全身健康密不可分。除此之外，儿童时期的口腔健康是个体全生命周期口腔健康的基础，儿童口腔保健与全身健康有重要联系。

　　龋病是儿童最常见的口腔疾病，而未及时处理的龋病会进一步发展为牙髓炎和根尖周炎。急性根尖周炎合并面部间隙感染时，可引起儿童面部肿痛、颅内

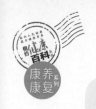

感染甚至死亡。慢性根尖周炎虽无明显的肿痛，但当机体抵抗力下降时，这些口腔病变局部的细菌会随着血液到达身体远处的其他脏器，进而引起相关疾病（如肾病、心内膜炎、视网膜炎等）。

此外，儿童口内多个牙的龋病或者因龋导致的多个牙缺失会影响儿童的咀嚼、消化功能，进而影响儿童生长发育。由于口腔还有重要的言语功能，对我们颜面的外观也有重要影响，因此，儿童口腔疾病还会造成其社会交往困难和心理障碍，而健康的口腔可以让儿童更大胆、更自信地讲话和展示笑容，促进心理健康，提升社交能力。

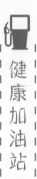

健康加油站

口腔健康是全身健康的重要组成部分，与全身健康密切相关。防控口腔疾病需要个人口腔维护和专业维护相结合。个人口腔维护包括有效刷牙、平衡膳食、合理使用氟化物、定期口腔检查等；专业口腔维护包括局部应用氟化物、窝沟封闭及洁治（洗牙）等。其中，有效刷牙是最主要的个人口腔维护方法。龋病和牙周病可防可治，定期检查、及早防治是关键。建议成年人每半年至 1 年进行一次口腔检查，儿童每 3 个月至半年进行一次口腔检查。

（杜观环）

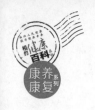

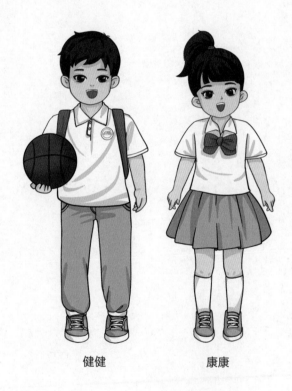

相约健康百科丛书

人物关系介绍

健健　　　　康康

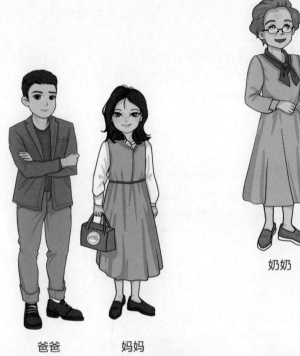

爸爸　　　妈妈

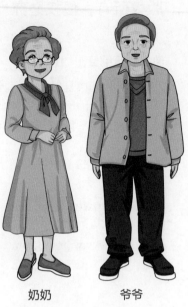

奶奶　　　爷爷

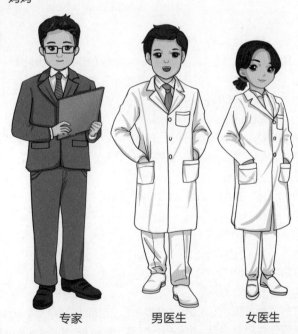

专家　　　男医生　　　女医生

图书在版编目（CIP）数据

儿童常见疾病康复怎么办 / 杜青，许建文主编 .
北京 ：人民卫生出版社，2024. 7. --（相约健康百科
丛书）. -- ISBN 978-7-117-36648-9

Ⅰ. R72

中国国家版本馆 CIP 数据核字第 2024YT7083 号

人卫智网	**www.ipmph.com**	医学教育、学术、考试、健康，
		购书智慧智能综合服务平台
人卫官网	**www.pmph.com**	人卫官方资讯发布平台

相约健康百科丛书

儿童常见疾病康复怎么办

Xiangyue Jiankang Baike Congshu
Ertong Changjian Jibing Kangfu Zenmeban

主　　编：杜　青　许建文
出版发行：人民卫生出版社（中继线 010-59780011）
地　　址：北京市朝阳区潘家园南里 19 号
邮　　编：100021
E - mail：pmph @ pmph.com
购书热线：010-59787592　010-59787584　010-65264830
印　　刷：北京盛通印刷股份有限公司
经　　销：新华书店
开　　本：710×1000　1/16　印张：22
字　　数：285 千字
版　　次：2024 年 7 月第 1 版
印　　次：2024 年 8 月第 1 次印刷
标准书号：ISBN 978-7-117-36648-9
定　　价：72.00 元
打击盗版举报电话：010-59787491　E-mail：WQ @ pmph.com
质量问题联系电话：010-59787234　E-mail：zhiliang @ pmph.com
数字融合服务电话：4001118166　E-mail：zengzhi @ pmph.com

52检